中医怡悦情志淪

杨献智　姜海英　编著

中医古籍出版社

图书在版编目（CIP）数据

中医怡悦情志论/杨献智，姜海英编著 . –北京：中医古籍出版社，2015.12

ISBN 978 – 7 –5152 – 0994 – 4

Ⅰ. ①中… Ⅱ. ①杨…②姜… Ⅲ. ①情感性精神病 – 中医治疗法 Ⅳ. ①R277. 794

中国版本图书馆 CIP 数据核字（2015）第 255981 号

中医怡悦情志论

杨献智　姜海英　编著

责任编辑　孙志波
封面设计　韩博玥
出版发行　中医古籍出版社
社　　址　北京东直门内南小街 16 号（100700）
印　　刷　三河市华东印刷有限公司
开　　本　850mm ×1168mm　1/32
印　　张　6. 875
字　　数　130 千字
版　　次　2015 年 12 月第 1 版　2015 年 12 月第 1 次印刷
印　　数　0001 ~2000 册
标准书号　ISBN 978 – 7 –5152 – 0994 – 4
定　　价　15. 00 元

作 者 简 介

杨献智，男，1965 年生。副主任中医师。

自幼喜爱中医，1988 年入黑龙江中医药大学系统学习中医理论及临床诊疗，同时参加全国中医自学考试，1991 年毕业后一直从事中医临床工作。在工作期间，不但重视中医的临床实践，而且还利用业余时间钻研中医基础理论知识，并具有自己独到的见解。曾发表论文多篇。

撰写论文：不求数量，只求质量；

处方用药：追求药专力宏，杜绝拖泥带水；

执业目标：以经典为基础，以病证为依据，以发展为方向。

姜海英，女，1968 年生。中级心理治疗师。

中医世家。少年时代即利用上学闲暇之时随父学习中医，1988 年入黑龙江中医药大学学习中医各科，1993 年毕业后一直从事中医临床工作。近些年开始研究心理治疗学，对心理治疗有较为深入的探讨。

自　序

中医难学：博、大、精、深；
济世救苦：真、奇、效、准；
求因辨证：望、闻、问、切；
遣方用药：阴、阳、寒、热；
医者苦心：小、大、方、圆。

此乃吾辈习中医以来，无私尊崇且竭力追求也。

吾辈习医二十余年，常有撰述之心，却无投墨之举。近十年集临诊之余而为小册，名为《中医怡悦情志论》。册中理论宗古籍之说，并抒愚人拙见，汇聚小诗，以示世人。

沉浮浩瀚医学中，
点滴不与宗师从；
去思补急七情变，
离肺归脾忧愁同。
喜则气活身心健，
怒则气疾病魔生；
斗胆小议情志论，
恭请大斧剪幼松。

余愚腐不才，无慷慨、豪迈之言，仅以此为序。

二〇一〇年十二月十日于哈尔滨

目　录

上篇　理论篇

一、古代医家情志理论选读

五志七情的理论形成极早，已历经两千多年的发展。各个朝代的著名医家都对五志七情理论进行过阐述，充实了五志七情理论的内容，也验证了五志七情的存在和五志七情对于疾病发生和发展的影响，最终形成了一整套的情志理论体系，为临床诊断提供了情志方面的病因，为临床治疗提供了非针非药而又切实可行的治疗方法。

为了能进一步研究情志的变化，下面先简要地选读一些我国古代重要医家关于情志方面的论述。

有关情志的论述在很早以前就曾有过记载，不过由于年代久远，又加之当时战争不断，使很多珍贵医书都已遗失，成为千古遗憾。1973 年在长沙出土的《五十二病方》等医书就远远早于所谓现存最早的《黄帝内经》，说明在《黄帝内经》成书以前已有大量医书问世，只不过由于种种原因没有流传下来而已。《黄帝内经》是在总结了汉以前的医学成就，汇集大量医学内容编辑而成的，内容极为丰富，理论极为深邃，有关情志方面的内容也颇多。

《黄帝内经》中有关情志方面的论述最有代表性的便是五志归属的内容。《素问·阴阳应象大论》说："肝……在志为怒。怒伤肝，悲胜怒。……心……在志为喜。喜伤心，恐胜喜。……脾……在志为思。思伤脾，怒胜思。……肺……在志为忧。忧伤肺，喜胜忧。……肾……在志为恐。恐伤肾，思胜恐。"这一段论述不但阐明了五志和五脏的归属问题，同时还叙述了五志伤五脏的理论，最后还论述了五志之间的生克制约关系。这些理论在当时的那个年代是非常先进的，所以两千多年来一直指导着中医情志理论的发展和临床实践。不过这段论述忽略了一个问题，就是"肝……在志为怒。怒伤肝，悲胜怒"，按此说"悲"应为肺所主，而对肺的论述是"肺……在志为忧。忧伤肺，喜胜忧"，和悲没有关系。这就出现了自相矛盾。我通过研究认为应把"忧"改成"悲"，原因将在以后的章节中论述。

《黄帝内经》中除了上述关于情志的论述外，还有很多相关论述。病理机理方面还有如："嗜欲无穷，而忧患不止……故神去之而病不愈也"。这里的"嗜欲无穷"的"欲"是指"食欲、寝欲、性欲、欢乐欲、衣着欲、成就欲"等六欲（作者总结）；"忧患"即指情志。

"风寒伤形，忧恐忿怒伤气……"情志异常均可使气机发生异常变化，如气逆、气乱、气滞等，故而说"忧恐忿怒伤气"。

"……因悲哀动中者，竭绝而失，喜乐者，神惮散而不藏；愁忧者，气闭塞而不行；盛怒者，迷惑而不治；恐惧者，神荡惮而不收。"

"肝藏血，血舍魂，肝气虚则恐，实则怒；脾藏营，营舍意，脾气虚则四肢不用，五脏不安，实则腹胀，泾溲不利；心藏脉，脉舍神，心气虚则悲，实则笑不休……"

"悲哀愁忧则心动，心动则五脏六腑皆摇。"

"人有五脏化五气，以生喜怒悲忧恐，故喜怒伤气，寒暑伤形，暴怒伤阴，暴喜伤阳……喜怒不节，寒暑过度，生乃不固。"

"凡欲诊病者，必问饮食居处，暴乐暴苦。"

《黄帝内经》中的这些内容从病理、诊断等方面详细论述了情志的产生和对身体的影响，说明在《黄帝内经》成书之前的若干年古代医家就已经对情志有了非常深刻的认识，只是相关书籍没有保存下来而已，极为可惜。我们有幸看到了《黄帝内经》这部幸存巨著，从中不难看出我们的祖先在医学方面的研究不但有广度，而且还有深度，对于后世关于情志方面的研究起到高度的指导作用。

张仲景在《金匮要略·妇人杂病》中有"妇人脏躁，喜悲伤欲哭，有如非己所作，数欠伸，甘麦大枣汤主之"的记载，在情志异常的治疗上对后世是有所启发的。

药王孙思邈在其所著的《千金要方》和《千金翼方》中对情志有如下论述：

"然而女子嗜欲多于丈夫，感病倍于男子，加以慈恋爱憎、嫉妒忧恚，染著坚牢，情不自抑，所以为病根深，疗之难瘥。"

"心中憺憺，善悲，恐如人将捕之，邪在胆，逆在胃。"药王的此句论述是前面所列举的《黄帝内经》中"肝藏血，血舍魂，肝气虚则恐"的发挥。肝藏血，血舍魂，肝气藏于胆，肝虚则胆虚，胆虚则恐如人将捕之，实为肝虚。逆在胃是指胃为后天之本，气血生化之源，胃气不足则饮食不能运化，水谷精微减少不能充实肝胆，故得此虚损之病。

"七气者，寒气，热气，怒气，恚气，喜气，忧气，愁气。"其中"寒气、热气"为身体外感之气，而其他五种"气"则是内伤之气，也就是情志之气。

"凡远思强虑者伤人，忧恚悲哀伤人，喜乐过度伤人，愤怒不解伤人，汲汲所愿伤人，戚戚所患伤人，寒暄失节伤人。"这里的"远思强虑"是指用脑过度，非为情志异常。

"故善摄生者，常少思，少念，少欲，少事，少语，少笑，少愁，少乐，少喜，少怒，少好，少恶。行此十二少者，养性之都契也。"这里的"少思"是指不要用脑过度，亦非情志异常；"少念"是指不要过多地想念，这里带有情志异常的成分；"少乐"是指不要过分地高兴。

孙思邈的这些论述，在一定程度上丰富了唐代以前情志的内容。

宋朝陈无择著的《三因极一病证方论·七气叙论》

中明确提出了"七情"这个概念，即喜、怒、忧、思、悲、恐、惊，七情理论从此完全形成。不过七情也是在五志的基础上发展而来的，而且七情中的"悲"与"惊"在《黄帝内经》中早有论述，只不过没列入五志之中而已。尽管如此，陈无择的七情理论还是将五志理论发扬光大，并影响至今。自七情理论形成后，人们为了把七情和五行、五脏对应起来，便把"悲"归入肺所主，把"惊"归入肾所主。

李东垣在探讨病因时也说："内伤之病，皆先由喜、怒、悲、忧、恐五贼所伤，而后胃气不行，劳役饮食不节继之，则元气乃伤。"

张从正在七情互制上对《黄帝内经》的内容有所补充，如："悲可以治怒，以怆恻苦楚之言感之；喜可以治悲，以浪亵之言娱之；恐可以治喜，以迫死亡之言怖之；怒可以治思，以污辱欺罔之言触之；思可以治恐，以虑彼忘此之言夺之。"较详细地说明了七情五志相互抑制的具体方法。

朱丹溪对郁证有较深的认识，认为"气血冲和，万病不生，一有怫郁，诸病生焉，故人身诸病，多生于郁"。

王肯堂在《证治准绳》中为情志在疾病发生中的重大影响而特意设立了"神志门"，专门讨论由情志过极而引发的几种神志疾病，把情志和神志疾病的关系更具体化、明朗化了。

明清以后的医家也都依据《黄帝内经》的五志理论

和陈无择的七情理论，有的注重机理方面的研究，有的注重治疗方面的探讨。

综合以上的选读不难看出，各家的论述都是以《黄帝内经》的五志论或陈无择的七情论为中心，根据自己的临床经验进行阐述，对情志理论的发展做出了各自应有的贡献。

二、情志理论的形成及发展

所谓七情，即喜、怒、忧、思、悲、恐、惊。七情和七情理论的产生是非常早的。七情作为人的情志变化，是随着人的思维能力的逐渐形成而产生的。在远古时代，由于各种原因使一种称为猿的动物逐渐从爬行缓慢发展为直立行走，并逐步具有了劳动能力和复杂的思维能力，完成了主观能动性的形成。这时的人开始用自己的思维和劳动去创造生活必需品来满足自己生存的需要，同时由于人逐步成为高级动物，在人与人相处的过程中必然要发生一些矛盾，这就要出现喜、怒、哀、乐的情志变化。尤其在那个社会极为落后，生产力极为低下的时代，人们常为饥饿和人身安全而担忧。但当时的医学水平极低，还没有形成完整的医学理论体系，所以七情也就不可能为人们所重视，但却在人们的日常生活中潜滋暗长。

早在《礼记》中就有关于情志的记载，即"百病怒起""忧郁生疾"。

我国现存最早的医学专著《黄帝内经》明确提出了五志学说，并把五志配于五脏：即心在志为喜，肝在志为怒，脾在志为思，肺在志为忧，肾在志为恐。这个学说标志着七情理论的初步形成。说初步形成是有依据的，《黄帝内经》虽然提出了五志，但并未提出七情这个概念。在五志喜、怒、忧、思、恐之外还有悲、愁、惊等的情志变化，这些变化在五志中没有明确提出，只是散在各个章节中。如："悲哀愁忧则心动，心动则五脏六腑皆摇""人有五脏化五气，以生喜怒悲忧恐"等。

这些内容和五志的喜、怒、忧、思、恐有相同的地方，也有不同的提法。我们也可以认为《黄帝内经》除了明确提出五志学说外，也非常清楚还有其他的情志变化，但因为五脏只有五个，所以为了能和五脏匹配，也只能选择喜、怒、忧、思、恐这五种情志变化和五脏来对应。但不管怎么说，《黄帝内经》能把五志和五脏紧密联系起来，都说明《黄帝内经》无论在中医基础理论还是临床治疗上，确实具有极为重要的指导意义，也为七情理论的形成奠定了基础。

《黄帝内经》除了提出五志配五脏之外，还提出了五行配五脏的理论，并根据五行的生克关系阐述了五志之间的胜伤关系，其主要内容为：

"肝在志为怒，怒伤肝，悲胜怒；

心在志为喜，喜伤心，恐胜喜；

脾在志为思，思伤脾，怒胜思；

肺在志为忧，忧伤肺，喜胜忧；

肾在志为恐，恐伤肾，思胜恐。"

因此《黄帝内经》中的五志理论都是和五行的生克理论分不开的，这也是五行这种朴素的唯物理论在中医理论中的具体运用和体现。

在《黄帝内经》之后的若干年里都没有突破《黄帝内经》中所规范的情志理论范畴，如医圣张仲景、病理大师巢元方、药王孙思邈等大医家，也都是按《黄帝内经》的五志理论来叙述的。直至宋朝的陈无择所著的《三因极一病证方论》中才明确提出了"七情"这个概念。此书把五志扩增为七情，即喜、怒、忧、思、悲、恐、惊，并分门别类地进行了论述，把人的情志变化更具体化、更细致化了。这也是在《黄帝内经》的基础上第一次有了较大的发展，对《黄帝内经》的情志理论内容做了必要的补充。以后的历代医家都一直沿用了《黄帝内经》的五志理论和陈无择补充定格的七情理论。

从以上的介绍来看，七情理论的形成是古代劳动人民长期生活和劳动实践的结果，并历经几千年的发展、丰富和补充，最终形成了比较符合实际的情志医学理论。无论是在理论指导上，还是在临床应用上，都起到了积极的推动作用，对人民的健康有很大的益处。尤其在现今社会里，由于各种竞争异常激烈，心理压力也与日俱增，更要求我们要有良好的心态、愉快的心情。所以及时了解七情理论，并使用七情理论来调整我们的情志，会更有益于我们的身心健康，更有益于社会的安定。

三、情、志、情志的概念

在中医的文献中经常会见到"志"这个概念，如神志、情志等。关于"志"的定义，在多种字典、词典中基本都概括为"决心"，这个解释显然不能和中医中的"志"联系起来，也就无法解释中医中的"五志"这个概念。但中医理论中的"志"却由来已久，在现存最早的中医文献《黄帝内经》中就已经明确提出了"五志"这个概念，即"肝在志为怒，心在志为喜，肺在志为忧，脾在志为思，肾在志为恐"。可惜的是并未给出"志"的准确定义，后世的医家也一直是只提不论，避而不谈，让后来学习中医者颇为费解。

那么到底什么是"志"呢?

通过我个人的研究和总结，我认为"志"包括所有的精神状态、情绪变化、心理活动、思维过程以及它们的外在表现。

"志"可以分为很多种，除上面提到的神志和情志以外，还有心志、意志、斗志、壮志、遗志等。

所谓神志，就是知觉、感觉及思维能力。比如人在昏迷时称神志不清；苏醒后有思维辨知能力了称为神志清楚；人虽然没有昏迷，但神志也不是特别清楚则称为神志恍惚或精神恍惚。神志属于精神状态范畴。

所谓心志，就是人对其他人与事物所表现出来的态度以及所采取的行动措施和手段。如果一个人的心志正常，那么他对任何人与事物的态度就是端正的，即使他不喜欢某人，甚至是讨厌、憎恶，他也会采取非常正常的措施来处理；反之，如果一个人的心志不正常，那么他对他不喜欢的人就会采取超乎常理的、极为卑劣的手段来对付；还有一种心志不正常的人，他们平时的一举一动与正常人不同，如癫狂的病人。实际上"心志"和现代医学中的"心理"是基本一致的，属于心理活动范畴。

所谓意志，就是根据自己的意愿决定达到某种目的时而产生的心理状态和自我约束力。如能果断向一个目标发展的、不受其他因素影响的称为意志坚强；如已确立目标、中途又轻易改变的称为意志薄弱。意志属于心理活动和思维过程范畴。

所谓遗志，就是人在死亡之前想要达到的目标而又没有达到所遗留下来的心愿。遗志属于思维过程。

所谓斗志，就是要完成某项任务的决心和信心。斗志属于心理活动。

这些都是由一个"志"所产生的精神状态和心理活动的变化，是绝不能用一个"决心"所能概括的。

"情"是什么概念呢？

我也查了很多字词典，大多是以词解字，如感情、爱情、情面、情况等等。

有一种解释是：因和其他人或外界事物的接触而使内心发生疼爱、喜欢、讨厌、憎恨等的心理变化即谓之"情"。我认为这种解释较为合理。

其实"情"是个极为复杂的心理反应，包括友情、亲情、爱情等等，也包括冤情、怨恨之情。"情"不但在人与人之间可以产生，在人与动物之间、人与其他事物之间也会产生。只要和外界事物接触，就会产生这种心理反应。

那么什么是"情志"呢？

凡和情绪、情感有关的精神状态和心理变化以及二者的外在表现统称为情志。

情志的范围很广，包括：喜悦、舒畅、愤怒、忧愁、急切、悲伤、恐惧、惊吓、爱慕、荣耀、激动、嫉妒、兴奋、仇恨、喜欢、讨厌、埋怨、烦躁、紧张、抑郁、焦虑、后悔、羞耻、惭愧等等。

上述这些情志有一些和情绪有关，如喜悦、愤怒、悲伤等；有一些和情感有关，如爱慕、仇恨、讨厌等；有一些和心理活动、思维过程有关，如嫉妒、埋怨、后悔、惭愧等。最后这种心理表现表面上看似乎与情绪、情感相距甚远，但实际上它们无不伴随着情绪、情感而进行，如嫉妒、埋怨和后悔必然会伴随生气甚至恼怒的情绪；惭愧也会伴随害怕见人的情绪。所以这些也都包括在情志之中。

情志的变化对身心健康的影响是巨大的，良性的情志变化，如喜悦、舒畅会让人心旷神怡，延年益寿；不良的情志变化，如愤怒、忧愁、烦躁、抑郁等可以让人身心疲惫，疾病缠身，甚至英年早逝。

情志对人的一生至关重要，只有真正领悟到情志的丰富内涵，才能有的放矢地去调节情志，使情志真正地怡悦起来，真正地有益于我们的身心健康。

四、思的取舍

"喜、怒、忧、思、恐"作为人的五种情志，时刻伴随着人们，也得到中医学的认可，并根据五行学说理论与五脏对应起来，即：肝在志为怒，心在志为喜，肺在志为忧，脾在志为思，肾在志为恐。也就是说喜悦的心情主要和心脏相关；愤怒的情绪和肝有关；忧虑的表现和肺有关；思虑的活动和脾有关；恐惧的反应和肾有关。这种对应大大丰富了情志理论，也为情志疾病的治疗打下了坚实的基础。正因为如此，这种五脏、五志和五行的辩证关系从现存第一部医学专著《黄帝内经》首载到21世纪的中医院校教材，两千多年来历代医家无一例外地全部延续下来，予以承认。

我自从学医业医至今已二十年余，通过学习和研究后我个人认为，"脾在志为思"值得商榷。因为"思"是大脑思维的功能，而不是心理变化，更进一步说不是人的情感情绪变化，即不是情志变化。"思"不但不能归脾所主，而且连七情也不能进入。理由有五：

第一，"思"只是大脑的思维功能，不属于情志范畴。

人之所以区别于其他动物而被称为是高级动物，主要是劳动。而劳动可分为两种，一种是体力劳动，一种是脑力劳动。而脑力劳动的形式就是思，如学习、记忆、计算、判断、分析、归纳等等，都是思的过程，也就是思维的过程。

而情志的产生则是由于外界的事物作用于人体，使人脑发生各式各样的情绪情感的变化。

人在正常学习和工作中是不会发生情绪情感变化的，完全可以在没有任何情志变化中进行，比如从早晨起床开始，穿衣服、刷牙、洗脸、吃饭、上班、工作、下班回家、吃晚饭、直至睡觉，你都会非常平淡地度过一天，都可以没有任何情志变化的发生，但"思维"却始终陪伴你。只有在一定的因素影响下才会出现情志变化，如给你一定的学习压力或工作压力时，你就会感到着急上火，吃不好饭，睡不好觉。之所以产生这种情志变化，是因为给你压力之后你担心自己学不好，或做不好，或是不能按时完成，是"忧"和"恐"的心理才会使你有着急上火的情志变化。

所以说"思"是大脑的思维功能，和情志有本质的区别，不应列入情志的范畴。情志变化必须有"思"的参与，而"思"的过程则不一定要有情志变化的发生。

第二，"思"并不明显影响脾胃的功能。

《黄帝内经》中说："脾在志为思，思则伤脾。"也就是说思为脾所主，思虑过度可以明显使脾的功能受到阻碍。那么脾的功能受到阻碍会有什么症状呢？主要是不思饮食、运化功能下降，也就是不想吃饭，而且消化不好。我通过我个人的感受和大量的调查研究发现，单纯的过度思虑并不影响食欲，有时因工作量大，反而食欲增强。这是因为思维过多，消耗气血，急需补充水谷精微以生气血所致。那么多的脑力工作者，甚至科学家也都没有因为搞科学研究过多而不思饮食，如果真的那样的话，科研还没有搞成，科学家全都病倒了。实际上很多工作起来废寝忘食、夜以继日的科学家都是很长寿的，这就是一个例证。

思虑过度在什么时候会影响食欲呢？在有情志异常变化参与的时候。比如为某件事办不成而着急的时候；为某人某事而担忧的时候；因某人某事而恼怒的时候；因某人某事而悲伤的时候；被某人某物惊吓的时候等，这些时候都有"思"的存在，但因有着急、悲伤、担忧、恼怒、惊吓的加入，就会影响食欲，从而损伤脾胃。否则，思虑再多也不一定影响脾胃功能。

第三，《古汉语词典》中也把"思"解释为思考。

古汉语中经常会出现"相思""思念"之语意，如"举头望明月，低头思故乡""日日思君不见君，共饮长江水"等。这里的"思"是从思的本意"思维、思考、思虑"引申为相思、思念（见商务印书馆出版的《古汉语常用字字典》1979 年 9 月第一版）。"思故乡"和"思君不见君"都有思念故乡的亲人，急切地想见到亲人又见不到亲人之意。显然这里的"思"伴随了急切、担忧、盼望的情志变化，并非思的本意。

第四，古代某些医学大家也有相同的观点。

如隋唐时期伟大的医药学家孙思邈著的《千金方·

养性》中劝导人们要想身体好，做到"十二少"，其中第一条是"少思"，第二条是"少念"。这里的"少思"指的就是少思考问题，而不是少思念亲人。而"少念"则是指少想念亲人，不是少念书、少念文章。因此我们可以确信孙思邈是非常清晰地把"思"作为思维，也就是作为人的一种劳动形式来看待的，而非按情志来论述的。

第五，《黄帝内经》本身就有自相矛盾之处。

在《素问·玉机真藏论》中提到："……忧恐悲喜怒，令不得以其次，故令人有大病矣。……"这里所指出的情志变化中就没有"思"，而有"悲"。

在《素问·阴阳应象大论》中也提到"人有五脏化五气，以生喜怒悲忧恐"。这里也没有提到"思"，但在本篇中却提到"脾在志为思，思伤脾"。这就充分说明在《黄帝内经》成书时，医家之间的观点就大不相同，那时候就有医家不同意将"思"列入五志之中。从这一点也可看出《黄帝内经》的确不是一个人所作。

总之，"思"作为大脑的基本功能，和体力劳动一样，是劳动的一种表现形式，只不过体力劳动运用的是四肢，而"思"这种脑力劳动运用的是大脑。所以"思"只能和情志同在，却不能列入其中。

五、"忧"的五脏归属

五志配五脏，这是中医基础理论中很重要的一个内容。中医学在病因病机的研究方面，非常重视情志的变化，因为情志的变化会给人带来很大的损伤，从而形成各式各样的疾病；同时中医学在治疗疾病方面也非常重视对情志的调节，包括疾病的治疗和疾病的预防。而不同的情志异常变化对五脏的损伤也是有区别的，所以《素问·阴阳应象大论》中便把五种常见的情志变化，即喜、怒、思、忧、恐分别与五脏心、肝、脾、肺、肾相配，也就是"肝在志为怒，心在志为喜，脾在志为思，肺在志为忧，肾在志为恐"。后来由五志发展为七情以后，便把"悲"归入肺，把"惊"归入肾，就有了"肺在志为悲与忧，肾在志为恐与惊"。在这里别的暂且不论，"肺在志为忧"倒值得讨论。我个人认为"忧"不应属肺，而应归脾。其理由如下：

第一，"忧"的发生机理和肺的功能联系甚少。

《素问·五运行大论》中虽说"（肺）其志为忧，忧伤肺，喜胜忧"，但也有"怒伤肝，悲胜怒"（同篇论肝脏）之语。按五行配五脏来论，肝属木，肺属金，金克木，推理五志应"忧胜怒"，那为什么同篇则说"悲胜怒"呢？这不是自相矛盾吗？的确是自相矛盾。不过从这里也能看出，那时的医家们已经发现用"悲"胜"怒"比"忧"胜"怒"疗效会更好一些。这就出现了是"肺在志为忧"合理，还是"肺在志为悲"合理，还是"肺在志为忧和悲"合理？我认为"肺在志为悲"更为确切。《素问·举痛论》说："悲则心系急，肺布叶举，而上焦不通，荣卫不散，热气在中，故气消矣。"

这段论述充分说明了"悲"和肺脏的关系极为密切（悲和心的密切关系将在其他篇中论述），"肺在志为悲"恰如其分。而"忧"的表现和"悲"不一样，悲是以悲痛和伤感为主，和"喜"相对，思虑为次；忧是以担忧和思虑为主，因某件事而担忧，同时必然伴随着过度的思虑、担心，而悲伤则微乎其微。所以"悲"和"忧"不能同归肺所主。

我们平时都有这样的感受，悲伤严重了就会出现短气，甚至上不来气的现象，俗话称"哭得直抽泣"。为什么会出现这种情况呢？因为悲则气消，人在极度悲伤的时候，体内的气机会逐渐消散，使气体不够人正常利用，故而短气。悲伤至极、气机严重消散时还会出现晕厥的危象。没看到谁一忧愁就气短、上不来气，甚至出现晕厥的危候，人在忧愁的时候绝大多数会表现出不思饮食。所以"悲"理应属肺。

第二，"忧"损伤人体尤以脾脏为主。

"忧"主要是指担忧、担心、忧愁、忧虑，就是怕不希望发生的事真的发生。忧和愁同义，但仔细研究又略有不同。忧是担心不希望发生的事发生，而愁是怕想办成的事办不成。这两个情志变化经常联合使用，即忧愁。

那么忧愁为什么主要伤脾脏呢？这一点只要通过我们每个人的切身感受就能证明。因为人在忧愁的时候首先会不思饮食。脾主运化，主升清，也就是运化水谷精微，使吃的食物能够尽快运化成为水谷精微物质，并被人体利用。忧则身静，神怠而致气结。气结则元气不能温煦、鼓动脾胃，脾胃因此而虚弱，脾胃虚弱则饮食不能运化，停滞胃中不能下行，故不知饥饿，甚至即使胃中无食物也不想吃饭。这都是忧愁过度导致气机运行不畅而致。我们每个人都有这样的经历：心里一忧愁点啥事就没胃口，茶不思，饭不想，闷闷不乐，这是因为忧愁伤脾所导致的。反之，当脾的功能下降，使气血生化不足，这时全身各脏器的功能又都会减弱，此时人就会产生忧愁的情志变化。所以忧愁和脾的关系是极为密切的，忧愁应为脾所主。

第三，从五脏的生克来看，"忧"也应属脾，不应属肺。

五脏中心火生脾土，克肺金。心主喜，肺主悲，喜克悲天经地义。而喜克忧不是不能克，但却有些勉强，因为忧和悲无论在意义上，还是对人损伤的程度上都不能相提并论。如果把忧归脾所主，那就形成了心喜生脾忧，这样就顺理成章了。因为喜生忧、忧生悲是一个过程，喜过头就会忘乎所以，做工作就会出现纰漏，导致忧愁的发生，如果不能及时改正，必然会发生令人悲伤的事情。这就说明忧归脾所主是非常符合科学规律的。

从上述三点来看，第一条证明了"忧"不应属肺，第二条则证明了"忧"应归脾，第三条使二者都得到了证明。我们在日常生活中经常会遇到此类事情，我们每个人都有担心的时候，也都有悲痛的时候。只要我们回顾一下这些变化就会发现"忧"和"脾"联系得更为密切一些，所以把"忧"离肺归脾更为科学。

六、"急"应为"七情"之一

无论是《黄帝内经》中提出的五志，还是后世在五志的基础上总结出来的七情，都没有提到过"急"这个字，甚至所有的古今医籍里也从来没有把"急"纳入情志之中。人们习惯把"喜、怒、忧、思、悲、恐、惊"称为七情，为什么会把"急"丢掉了呢？这个问题无从考证，就像古人把"思"列入七情一样，世世代代的医家也都全部继承，无人愿意针对这些传承文化评头论足，深刻探讨一下这些遗产是否真的符合实际。"思"和"忧"的问题已在前面专题论述，此篇专就"急"这个问题做一讨论。我认为"急"应为七情之一。

首先谈一下"急"为什么应为七情之一。

第一，"急"是原发的情志变化。

大家知道，所谓七情的情，是指人受到外界的某些影响而使自身产生反应性的情志变化。那么"急"是什么样的反应呢？这要从"急"字的定义来探讨。那什么是"急"呢？"急"就是人想要到达什么目标或想要实现什么目的，而又难以到达这个目标或难以实现这个目的时所表现出来的那种迫切想要达到、要实现的心理状态和情志变化。这时的情志变化就是急不可耐、心急如焚的那种感觉，这就是"急"。

其实我们每个人一生中会体验到无数次的"急"的

感受，而每次"急"的感受都是首发的，也就是说"急"不是通过别的情志发展而来。比如你约朋友在某一地点、某一时间见面，可时间到了朋友还没来，你马上就着急起来，之后可能发展为生气，或是烦躁，这就是原发。也就是某种事情出现后人在第一时间出现的情志变化，这就是首发，或是称原发。而"烦"不是原发。其实"烦"也是我们日常生活中经常发生的情志变化，人的一生中也会发生无数次的心烦意乱。为什么"烦"却不是原发的呢？拿考试来说吧，我们做医生的都面临很多次大大小小的考试，考完之后都会担心自己不能过关。这时就会有担心、担忧的情志发生。这种情志变化很快会发展成心烦意乱，甚至烦躁不宁，这种反应刚考完时会发生，还有就是即将知道成绩的前 1 ~ 2 天更为明显。除了"忧"之后会发生"烦"，"急"之后、"恐"之后、"怒"之后、"悲"之后都会发生"烦"，"急""忧"之后发生"烦"是最常见的，绝不会在没有任何情志变化而直接发生"烦"。甚至我们可以认为"烦"是许多情志变化的复合体。

　　第二，"急"是独立的情志变化。

　　独立的情志变化是指"急"不是几种情志合并形成的一种情志，急就是急，没有其他的复合因素。比如"烦"，其实烦也是人们极为常见的情志变化，但它是急、悲、忧、恐、怒的复合产物。而"急"就是急，是非常单纯的、单一的，没有其他情志的掺入。只有独立存在的情志才有资格进入七情之中。

第三，"急"是人们平时最常见的情志变化之一。

平时我们每个人都有着急的时候，甚至每天都可以有很多次着急的时候：起床晚了要着急，上班坐车塞车要着急，工作进展不顺利要着急，等人不来要着急，事情办不成要着急，连睡觉睡不着也要着急等等。人在一天中可以发生十次二十次的着急，但却不一定发生那么多次的喜、怒、忧、悲、恐、惊。所以"急"在人们生活中的出现率甚至比喜、怒、忧、悲、恐、惊、烦等还要高、还要普遍。所以"急"理应列入七情之一。

这就形成了新的七情内容，即：喜、怒、急、忧、悲、恐、惊。

既然"急"被列入七情之一，那么"急"的五脏归属就要有个合理的结论。现在就专门讨论一下"急"应该归哪脏所主的问题。

从表面上看"急"似乎应属于心脏所主，我们平常形容"着急"的词汇多用"心急如焚"，说明"着急""焦急""急迫"的情绪变化和心脏有着非常密切的关系。但从"急"的形成过程的特点来看，又不能完全和心的特性相吻合。从"急"之初的等待、盼望，再到逐渐发展为"急"的过程，人体的气血是逐渐加速的，严重时可见面红耳赤，与怒则气疾有相似之处；另外等待、盼望、着急日久还可发生头晕眼花的症状，即所谓"望穿双眼"，就是说人在等待、盼望某个人的到来或某件事的成功时可以影响甚至损伤人的头目，尤其是眼睛，有很多人就是因为家人不能及时回来而盼望、等待、着急，时间长了最后导致双目失明。而眼睛恰恰归肝所主，肝开窍于目。从这两点上看"急"和肝主疏泄的生理特性联系极为密切。又加之"急"可以逐渐发展为"怒"，肝在志为怒，怒为肝所主。所以我认为"急"也归肝所主最为恰当、最为科学。这就形成了"肝在志为怒与急"的新结论。

七、七情是情志的高度概括

祖国医学对情志的论述与重视由来已久，在现存最早的《黄帝内经》中就已有五志的理论，即喜、怒、忧、思、恐。后世医家多有所从，直至陈无择的《三因极一病证方论》才提出"七情"的内容，也就是喜、怒、忧、思、悲、恐、惊。通过前几篇的论述，阐述了我根据我个人的研究总结出的新的"七情"内容，即：喜、怒、急、忧、悲、恐、惊。那么这七种情志是否可以代表和囊括所有的情志内容呢？本人通过大量的研究发现，情志的所有内容都可以用"七情"来解释，也就是说都包含在这七种情志之中，只不过有的是一种情志就可以概括，有的则是多种情志的复合体。

那么情志又分为多少种呢？情志的概念包括所有与情绪、情感有关的心理变化和外在表现，根据这一定义我们不难发现，情志的范围除"七情"的喜悦、愤怒、忧愁、着急、悲痛、恐惧、惊吓之外还包括烦躁、焦虑、抑郁、紧张、爱慕、憎恨、惭愧等等。下面就分别做一论述。

1. **爱慕**　因喜爱某人而追求或愿意接近甚至亲近。为什么喜爱呢？因为一看到他（她）就高兴，心情就好，心里就喜欢，所以才爱慕。这里肯定有喜悦的存在。爱慕属于情感的范畴。

2. **喜欢**　对某人、某事物有好感或有兴趣而愿意接近。喜欢属于情绪的范畴。

3. **荣耀**　就是光荣。人有光荣的事或获得了荣誉心里自然就高兴、喜悦。荣耀属于情绪的范畴。

4. **兴奋**　情绪振作、激动，精神愉快。因遇到、看到或想到令自己高兴的事而产生欢快的心理变化。兴奋属于情绪的范畴。

5. **舒畅**　舒服，痛快。就是心里愉快、高兴。舒畅也属于情绪的范畴。

6. **激动**　就是因受外界刺激而感动、冲动。有两种可能，一种是因高兴而激动，这时即使流泪，流的也是高兴、喜悦的眼泪；另一种是因气愤而激动，包含"怒"的成分。激动属于情绪的范畴。

7. **仇恨**　即仇视、憎恨。看到或是想到他（她）心里就生气，恨不得将其碎尸万段。仇恨是怒的一种表现，属于情感的范畴。

8. **埋怨**　因不满意某件事而抱怨、责备与该事相关的人。主要是怒，只是程度较轻而已。还包含忧和急的成分。埋怨属于情绪的范畴。

9. **嫉妒**　因别人比自己强而怨恨、生气，有时还会采取某些措施攻击别人。嫉妒是怒、急、忧的复合体，属于情绪的范畴。

10. 后悔　做某件事没有做好而感到懊悔。一般情况下先出现忧，后发展为急，变化为怒，终止在悲。后悔属于情绪的范畴。

11. 惭愧　因自己的失误而感到不安和自责。也是忧、恐、怒的综合表现。惭愧属于情绪的范畴。

12. 羞耻　因某件事没做好而感到不光彩。因不光彩而担心别人说自己的坏话或指责自己，故而恐惧见人，有时也会生自己的气。意义基本和惭愧一样，但程度较重，属于情绪的范畴。

13. 烦躁　烦躁的原因是多方面的，有急、有怒、有忧、有恐、有悲等，常发生在它们之后。有单一的因素，更多的是复合的因素。烦躁是日常生活中极为常见的情志变化，属于情绪的范畴。

14. 紧张　担心某件事做不好而产生恐惧、不安的心理状态。紧张是急、忧、恐的综合表现，属于情绪的范畴。

15. 压力　担心某件事做不好或完不成，甚至达不到目标时的复杂心理。这种心理和紧张相似，但又有不同：紧张为短时表现，而压力则可短期，更多的是长期的，甚至是终身的。压力属于情绪的范畴。

16. 焦虑　心急、忧虑、焦躁不安。从字面上就可以看出焦虑有急、有忧、有恐，还可以包含怒，是多种情志的复合体，属于情绪的范畴。

17. **抑郁** 心里有怨恨或压力却无处诉说而烦恼、压抑、忧闷，甚至悲观。抑郁是忧、急、怒、恐的复合表现，属于情绪的范畴。

18. **哭笑不得** 指哭也不能，笑也不行，说明对某人某事无可奈何。实际是喜、悲、急、怒、忧的复合产物。属于情绪的范畴。

19. **啼笑皆非** 是指哭也不是，笑也不是，形容既令人痛苦，又让人发笑的行为。啼笑皆非是悲、喜、急、怒的复合体，属于情绪的范畴。与哭笑不得相近，但不完全相同。

20. **悲喜交加** 悲伤和喜悦交织在一起，是喜和悲的复合表现，属于情绪的范畴。

21. **百感交集** 许多感想、感情交织在一起，说不清是什么心情。泛指喜、怒、悲、忧、恐多种情志混合在一起，但仍以喜悦、激动为主。属于情绪的范畴。

22. **皮笑肉不笑** 是指表面上看像是在笑，其实并没有笑，心里实际在蔑视、嘲讽和不屑一顾。皮笑肉不笑是多种情志的复合体，但却没有真正喜的成分，属于情绪、情感的复合物，是很复杂的心理反应。

以上主要列举了一些日常生活中常见的情志变化，未列举的还有很多。通过对这些情志变化的描述，我们会得到一个非常肯定的答案，那就是几乎所有的情志变化都离不开喜、怒、急、忧、悲、恐、惊，都可以通过这七种基本情志变化而来，用这七种情志就完全可以概括所有的情志变化。所以这七种基本情志就是所有情志的代表，是所有情志的高度概括。在以后的叙述中，只要论及七情，就包括了所有的情志内容。

八、喜则气活

"喜则气缓"首载于现存第一部医学专著《黄帝内经》中，认为人在喜悦的状态下气机活动会逐渐变缓。笔者通过对大量健康人的观察和病例的研究发现，人在高兴、喜悦的时候气机并未变缓，相反，却使气血运行速度略有加快。正是因为这种加快，才使人体的气血在原来的基础上更加活跃起来，从而对人体各个脏器的功能发挥起到了积极的促进作用，有益于身体的健康和疾病的康复。因此可以判定"喜"之后不是"气缓"，而是"气活"。原因有以下五点：

第一，从面部表情上来看，人在兴奋、喜悦的时候面部皮肤会变得红润，甚至会脸儿绯红，但在不过极的情况下却不能变得青紫。

为什么会出现这种现象呢？因为人在喜悦和兴奋的时候气机运行会略有加快，"气为血之帅"，气行则血行，气行加速，血液的流动也必然加速，使面部的血液增多，故而面部变红。由于喜悦、兴奋是良性的情志变化，一般情况下不会发生过极的现象，所以不会使面部血液瘀积，也就不会变成青紫。假如按"喜则气缓"的理论来分析，人在喜悦的时候气行缓慢，气行缓慢血行亦会缓慢，便会发生面部血液停滞的现象，出现青紫。

这显然与人在高兴时脸儿绯红大相径庭。

第二，人在喜悦、兴奋的时候，面部乃至全身会感到发热，这是每个人都感觉过的感受。

为什么会出现发热、热乎乎的感觉呢？这也和喜悦、兴奋时气血运行加快有关系。在气血运行加快时就会产生更多的热量，才会有发热、热乎乎的感觉。就像人在不断运动时可以抗拒寒冷，水在流动时不易结冰一样，都是运动产热的原理。从中医的角度讲就是运动助长阳气，阳盛则发热。这也证明了喜悦、兴奋时气行加速、血流加快的事实。如果真的"喜则气缓"，那么喜悦的时候气血运行就会缓慢，阳气就会受到抑制，面部和全身还会发热吗？

第三，人在喜悦、兴奋的时候不但身体轻松，精力充沛，还会有热血沸腾、跃跃欲试的感觉。这是人在喜悦、兴奋之时所产生的一种心理，一种积极的、乐观向上的心理。原因是由于人一高兴，气血运行就快，五脏六腑、四肢百骸得到的气血营养就丰富，所以人才会更有力量，才会跃跃欲试。很难想象这种心理和感觉怎么能在气机越来越缓、血流越来越慢的前提下产生。

第四，喜在七情之中是唯一一个具有良性作用的情志变化。所以长期处于喜悦的状态而不过极，对人的身心健康是大有裨益的。而气缓是指气机逐渐变得缓和、缓慢，缓慢的气机必然会导致血流不畅，这种血流状态又怎么能有益于身体健康呢？

第五，在七情的阴阳属性中，喜是愉悦、欢快，是属于阳性的，而气缓是气体逐渐趋于缓慢，是属于阴性的。在正常情况下，一个阳性的情志变化怎么会产生阴性的结果呢？这是自相矛盾，从机理上讲"喜"和"气缓"本身就是相互矛盾的两个方面。

综合以上五点不难看出，"喜则气活"是符合客观规律的，也是有科学依据的。所以我个人认为人在喜悦、兴奋、激动的时候不是"气缓"了，而是"气活"了，是气血逐渐活跃起来，这样才能脸儿绯红、身体发热、精力充沛、豪情万丈。

"喜则气活"无论是在机体内的功能发挥上还是机体在疾病状态下的治疗上，都是极为重要的。

机体的功能发挥方面：

只有机体内的气机处于活跃状态，机体内的血液才能活跃；血液活跃了，人体的五脏六腑、四肢百骸才能得到充足的营养，身体的各种功能才能得到正常发挥。所以平时保持一个喜悦的情志、良好的心情非常重要。

"喜则气活"绝大多数会发生在心情比较平稳的时候，但也可以发生在其他情志变化之后。如果发生在忧愁或是悲恐之后时，忧愁和悲恐所形成的气结、气郁就会很快为气活所散开，形成气血活跃，免得得病；如果发生在怒、急之后，就会使疾行的气血很快慢下来，慢到活跃的程度，这样就会使人恢复健康。所以喜无论发生在什么情况下，都会使气血运行向良好的方向发展，使人们获得健康。

机体在疾病状态下的治疗方面：

在这个方面，"喜则气活"更是重要。人体一旦得病，就说明不但人体内的阴阳出现了不平衡，而且体内的气机也同时出现了逆乱，要么气疾血液妄行，要么气滞血液瘀阻。这两种气机状态都会影响整个人体的营养供给。这时除用药对症治疗以外，就必须调节情志，使病人的不良情志逐渐向"喜"的方向转化。因为在七情之中唯有"喜"是良性情志，也只有"喜"才能使人体内的气血活跃起来，才能有利于人体疾病的治疗。在"下篇"众多的治疗方法中，大多采用了"喜则气活"的方法，例如：中药疗法、观赏疗法、运动疗法、心理疗法、暗示疗法、艺术疗法、信仰疗法、宠物疗法、棋牌疗法、收藏疗法等等，都是使心情变得愉快，血液自然而然地就活跃起来，促进了机体的血液供应，有利于增强机体的抗病能力，有利于阴阳平衡的调节，即所谓"三分治，七分养"。

从上面的举例论述可以看出，"喜则气活"不但符合科学规律，而且在人体的功能发挥上以及疾病的治疗上也处于极为重要的地位；同时又从一个侧面证明了"心为君主之官""心为五脏六腑之大主"的客观性。

九、怒则气疾

"怒则气上"首见于《黄帝内经》，意思是说人在生气、愤怒的时候气机向上运行，从而引起头晕、头痛、面红耳赤等症状，甚至发生中风等疾病。笔者通过长期的临床观察发现事实并非完全如此，而是当人在愤怒的时候气机运行是骤然加速的，甚至可以达到"疾行"的程度。因此可以认为"怒则气疾"比"怒则气上"更为贴切。

第一，人在愤怒的时候会出现面色苍白的现象。

有的人在生气的时候面部是变红的，但随着生气的逐渐加剧，面色会随之变白，甚至面无血色。为什么会这样呢？因为人在生气的时候气机的运行会加速，血流亦会加快，但此时的气血运行还不至于达到极快的程度，所以这时就会出现类似于喜悦时的红色面孔，老百姓称这种现象叫"脸红脖子粗"。这种情况毕竟是暂时的，随着生气、愤怒的程度越来越重，气血运行也越来越快，气血只走不留，就会发生走而不守的情况，这时人的表皮肌肤不能得到血液的营养，面色就会变白。

人为什么一生气面部就会表现变红和变白，而身体的其他部位的皮肤没有明显变化呢？因为人的面部皮肤脉络极为丰富，血液充盈时就表现为绯红，血液不充盈时就表现为变白；而身体的其他部位由于皮肤的脉络不是特别丰富，人在生气的时候，颜色变化就不那么明显。这也可能是误导人们产生"怒则气上"理论的主要因素之一。

第二，人在愤怒的时候还会造成内脏出血的证候。

按"怒则气上"的理论，因愤怒而出血的部位主要是脑部，即中风。但临床上因愤怒而出血的疾病很多，除中风外，还可见呕血、便血、血淋、崩漏等等，这些出血都是中焦和下焦的出血，和"怒则气上"的指导理论背道而驰，而和"怒则气疾"的理论却完全吻合。因为人在愤怒的时候，尤其是暴怒的时候，气机运行会突然加速，血液也随之加快，一旦出现气疾迫血妄行时，便可血流脉外，出现各种出血病证。

那么为什么人在愤怒的时候会引起内脏出血，而肢体等部位却很少发生出血的现象呢？因为呕出的血来自胃；便出的血多数来自肠道；血淋的血来自肾、膀胱及尿道；崩漏的血来自子宫。这些引起出血的器官都是空腔器官，没有健壮的肌肉来保护，就是大脑出血也主要因为大脑髓质比较柔软，不像肌肉那么坚硬。当人在愤怒的时候气血运行急剧加速，超出了大脑以及空腔器官对自己本身的脉络的束缚能力，故而发生出血的现象。而存在坚韧肌肉的躯干和四肢则不然，躯干和四肢的经络周围存在着丰富的肌肉，这些肌肉对它附近的经络形成了牢固的保护网，使这些经络很难破裂。所以人在愤怒的时候很少发生躯干和四肢的出血。如果没有这些保护网，人在愤怒的时候身体的任何部位都可能发生出血现象。

第三，人在愤怒的时候还会出现抽搐、手脚变白、变凉、麻木的现象。

这也是"怒则气疾"，气血走而不守所致。气血运行过快，不能濡养手脚末梢故而变凉、变白，甚至麻木；筋脉关节失去气血濡养，血虚生风，故而出现牙关紧闭、双拳紧握、四肢抽搐、角弓反张，甚至昏迷不醒等症。

综上所述，人在愤怒的时候气机是疾行的，血液流动也会随之异常加速，而不是单纯的"怒则气上"那么简单。"怒则气上"仅仅是"怒则气疾"的一个方面，就像空气流动一样，空气由于快速流动形成风以后，可以从空中向下流动，也可以把地面上的东西吹离地面，甚至刮起很高，还可以形成旋风。所以"怒则气疾"把怒与气机之间的关系说明得更为形象，更为准确。

前篇讲了"喜则气活"，本篇讲了"怒则气疾"，二者在一定的条件下是有相同点的："喜则气活"是在一定程度上气机活跃起来，并不是无限制的狂行，所以"喜则气活"是气机良性的运动，对身体有利；而"怒则气疾"则是妄行，是气血运行速度极快，有时甚至气血溢出脉外，对身体是有害的，属于不良的运动。但当"喜则气活"过度，也就是过度喜悦的时候，也会使气血"活跃"到"狂行"的程度，从而发生与"怒则气疾"基本相同的结果，"范进中举而致疯""牛皋大笑而致死"就是典型的例证。现代生活中我们也会经常遇到因大怒、大笑而致中风和癫狂的。所以"怒则气疾"是应该避免的，"喜则气活"也是应该控制在一定范围内的，只有这样，才能真正的有利于身体健康。

十、七情与五脏的配属

所谓七情，即是指：喜、怒、急、忧、悲、恐、惊七种情志变化。在中医学里七情是和内脏密不可分的，不同内脏的疾病会表现出来不同的七情反映；同样，不同的七情变化又会伤及不同的脏器。因此在现存最早的医书《黄帝内经》中就已将不同的情志分别同不同的脏腑相配属，这样既符合五脏和情志的阴阳属性，又体现了五脏与情志的生理特点，对人体生理功能及病因病机的阐述提供了切合实际的理论基础。下面就分别地叙述一下。

喜 心在志为喜。也就是说喜悦的情志变化主要和心脏密切相关。心主血脉，当心脏的功能正常时，血液运行就通畅，人也会处于喜悦的状态；如果心脏的功能发生异常时，血液运行就会出现障碍，喜悦的心情也会随之消失，从而导致其他不良的情志出现。反之，喜悦的情志也会促使心脏功能的正常发挥，有益于血液的运行。当喜悦的情志过度时，同样会伤及心脏，使心脏的功能发生变化，"范进中举"就是由于中举之后过度喜悦而伤及心智的典型例子。

怒 肝在志为怒与急。也就是说愤怒和着急的情志变化主要和肝脏密切相关。肝主疏泄、主情志，肝脏的主疏泄的功能正常，气机就条达，血液就通畅，心情就好，人就不容易生气；如果肝主疏泄的功能异常，气机就会逆乱，人就会易怒，爱生气。相反，如果人过于愤怒，就会扰乱气机，影响血行，这样必然会导致肝的疏泄功能异常，而发生各式各样的与肝脏相关的疾病。

急　"着急"的情志变化在人们的日常生活中是极为普遍的：等待时着急，某个目标达不到着急，什么愿望不能实现也会着急，盼望亲人归来时更会着急等等。但在肝功能正常时，即使有等待、盼望的时候也不会发生亟不可待的情况，即人体自身可以有效地调节情志，也就是自己能安慰自己，使自己不过分着急；如果肝主疏泄、主情志的功能异常时则可发生着急、上火的现象，再严重还可变化为怒。同样，当人们经常处于等待、期盼、着急、上火的状态下则可扰乱气机，伤及肝脏，从而引发许许多多与肝脏密切相关的疾病。比如亲人出门上学、上班或出差没有按时回家，而且还联系不上，这时家人就会着急。如果亲人出门多年没有回家，而且还没有消息捎回来，在这种情况下，亲人甚至还可会望眼欲穿，严重的还可能导致双目失明的严重后果。这恰是肝主目的有力证明，也是"肝在志为急"的有力证明。

忧　脾在志为忧。就是说忧的情志变化主要和脾相关。脾的运化功能正常，气血就充足，就不易发生由于气血亏虚而致的情志异常，也就不易发生忧的情志变化；由于脾为后天之本，气血生化之源，当脾的运化功能异常时，人就会出现气血不足，从而引起很多虚损的疾病，甚至变生他病。这时人们的第一个情志变化就是忧，担忧自己是不是得了什么大病，甚至是得了不治之症。如果人们长期处于担忧和犯愁的状态时，就会影响脾的功能，出现脾失健运的病理变化，导致不思饮食，消化不良，甚至厌食、恶心、呕吐等症，这是忧愁之后极为常见的病理变化和症状反映。

悲 肺在志为悲。也就是说悲的情志变化主要和肺脏关系密切。肺主一身之气，当肺功能正常时，诸气则充足，气充则阳盛，阳盛则情绪高昂；反之，肺功能下降则诸气虚，气虚则阳衰，阳衰则情绪低落，易悲伤。同时悲伤也伤肺，使肺功能下降，导致气机消散，严重时还可以损伤神明。平时我们就可以看到有的人由于过度悲伤而出现晕厥的现象。《黄帝内经》曰："悲则心系急，肺布叶举，而上焦不通，营卫不散。"

恐 肾在志为恐与惊。就是说恐与惊的情志变化主要和肾有关。肾主一身元阴元阳，肾脏不虚，元阴元阳就充足，人就不会轻易害怕、恐惧；当肾脏受损伤导致肾脏功能减弱时，元阴元阳也会不足，肾无所藏，心无所养，心虚胆怯故而恐惧。如果恐惧日久或恐惧严重，也会损伤肾脏，"恐则气下"，固守肾脏之气下移，肾气不固就会出现遗尿，甚至大小便失禁的现象。

惊 惊是与恐极为相近的情志变化。惊是突然发生，突然受惊吓；而恐则是怕自己的人身和利益受到危害而害怕，是缓慢体会到的。惊的发生是和肾脏虚损密不可分的，肾脏受损后，人的元阴元阳也就减弱，此时人稍受点惊吓就会承受不了，也就是易受惊吓。同样经常受惊吓或一次受惊吓很严重，也可伤及肾脏，并可通过肾传至他脏，尤以心脏和大脑为主。

以上分别讨论了七情与五脏的配属关系。实际上在我们日常生活中，情志的变化是极为复杂的。某一个脏器发生了病变，会产生很多种情志变化，只不过以哪种情志变化更为突出罢了；同样发生任何一种情志变化，也会影响到所有的脏腑，也只不过是以哪个脏腑为主、以哪个脏腑为次而已。临床一定要辨别清楚。

十一、七情与五行的关系

喜、怒、急、忧、悲、恐、惊作为七情，不但与五脏密切相关，同时也和五行紧密相连，因为五脏和五行密不可分，五脏和七情又密切相关。那么七情和五行到底是什么关系呢？这是由七情与五脏的关系所决定的。

喜属火　心在志为喜，而心在五行属火，所以喜在五行中的归属也就属火。

喜在七情中是唯一一个属于良性刺激的情志变化。在正常情况下，喜不但对心脏有良好的保护作用，就是对其他脏器的功能发挥也起到了促进作用。而五行中的火的特性是具有"炎上"的特点，正是因为火的炎上的特点，火才可以升腾人体的阳气，才具有了促进人体功能发挥的作用。这和喜的良性刺激作用是一致的，在正常情况下，都能使人体功能活动向良好的方向发展。说明喜和火的特性一致，喜属火也就不言而喻了。一旦喜志过极，也会使心脏功能损伤而出现"喜伤心"，甚至导致死亡的严重后果。这也和火过于"炎上"而毁掉一切的变化结果相符合。所以喜属火是确切无疑的。

怒、急属木 肝在志为怒与急，而肝在五行中属木，因此怒与急的五行归属也属木。"木"的特性为"曲直"，也就是说木有生长、升发的作用。而怒与急的特点是使气机运行加快，这与"木曰曲直"的生长、升发的特性极为相似，也都和肝主疏泄的功能相一致。所以怒与急的五行归属理应属木。

忧属土 脾在志为忧，而脾在五行属土，所以忧在五行就属土。土的特性为"稼穑"，也就是凡具有生化、承载、受纳作用的事物均属土。五行中只有土没有明显的升与降的特性。忧也同样具有不升不降的特点："忧则气结"，也就是说人一旦忧愁，人体内的气体就会聚集在一起，从而引起气机不顺畅的疾病。所以忧所导致的气机不畅既不是升，也不是降，因此忧也应属土。

悲属金 肺在志为悲，而肺在五行属金，所以悲在五行也属金。金的特性为"从革"，也就是变革的意思，在中医学中可解释为"清洁、肃降、收敛"。而"悲则气消"就是指由于人悲伤过度，因而使气机活动逐渐消沉，与金的清洁、肃降、收敛基本一致。

恐、惊属水 肾在志为恐与惊，肾属水，恐与惊也就属水。水性"润下"，说明水有滋润、向下的特性。尤其水的向下的特性与"恐则气下"极为一致，如人在极度惊恐时会发生遗尿的病理反应，所以恐与惊都归水所主。

喜、怒、急、忧、悲、恐、惊七情与五行不但在理论上有着密切的联系，而且在临床上也可以共同指导疾病的治疗。

十二、七情的生克关系

七情的生克关系是与五行的生克关系密不可分的。前面已经讲了七情与五行的配属关系，即：喜属火，怒与急属木，忧属土，悲属金，恐与惊属水。而五行的相生关系是：木生火，火生土，土生金，金生水，水生木。五行的相克关系是：木克土，土克水，水克火，火克金，金克木。根据七情与五行的配属关系就可得出七情的相生相克关系，相生关系是：怒与急生喜，喜生忧，忧生悲，悲生恐与惊，恐与惊生怒与急；相克关系是：怒与急克忧，忧克恐与惊，恐与惊克喜，喜克悲，悲克怒与急。下面就分别论述一下七情之间的生克关系。

怒与急生喜、怒与急克忧

怒与急为什么能生喜呢？人因某件事着急甚至生气时，如果不能及时地发泄出来，总闷在心里，时间一长就会对身体造成更严重的伤害，甚至变生危及生命的疾病。一旦把这种愤怒的情绪及时地发泄出来，发一通脾气，心情反而会好一些，甚至心情会舒畅起来，痛快起来，这时人的情志就由怒变成喜了。

发泄一定要注意发泄的方式方法，不能因为自己发泄而损伤其他人的利益，也不能发泄太过而导致其他疾病，如各种出血证等。现在有很多的城市出现了"发泄公司"，这种公司专门模拟现实生活中的一些事物设制了供人发泄的器材，以缓解人们心中的压力，驱赶人们心中的不平。这种方法不失为一种促进社会安定的好方法，但主要还是靠自己的心理调节来实现愤怒的平息。

怒、急又怎么才能克忧呢？人在忧愁的时候会吃不下饭，睡不好觉，这时如果能让他着急，尤其是暴怒，反而会使他的忧愁快速消失。因为"忧则气结"，"怒则气疾"，忧愁的人一怒，可使集结之气疾行，故而使集结之气消散，忧愁自然而消。

用"喜则气活"也可起到同样的作用。只是"怒则气疾"可以使集结之气速去，"喜则气活"可以使集结之气缓消。

喜生忧、喜克悲

为什么喜会生忧呢？人在高兴、喜悦的时候往往会忘乎所以、得意忘形，而忽略了一些需要注意的事项，因而发生本不该发生的失误，从而引起忧愁，严重时还可能发生不可想象的严重后果，引起悲痛，这叫"乐极生悲"。但最初是先出现忧愁，然后才能生悲。在化生悲的同时忧愁依然存在。

喜克悲就不言而喻了，喜和悲本身就是一对截然相反的情志变化。当一个人正在悲痛的时候，你如果告诉他一个非常好的消息，而且这个好消息好的程度还要超出他的悲痛的程度，这时一般都会使他的悲痛的情志消失，最起码也可以使他的悲痛减轻。

忧生悲、忧克恐与惊

忧生悲可以从两个方面来理解：

第一，过度忧愁或忧愁时间过长都会使身体产生疾病。得病，尤其是得了重病，病人肯定会悲伤。

第二，人为什么要忧愁呢？就是怕不愿意发生的事情发生而担忧，一旦不愿意发生的事情真的发生了，人就从忧愁变为悲伤了。因为人们不愿意发生的事肯定是对自己、亲属以及朋友有危害的事。这样的事发生了，必然使人感到悲伤。

忧是怎么克恐与惊的呢？当人正在恐惧害怕的时候，你如果告诉他一件令他非常忧愁的事，他就会只顾着担忧发愁了，就会把恐惧忘到脑后。

悲生恐与惊、悲克怒与急

悲是如何生恐、惊的呢？人在悲伤的时候一般都会衍生为恐与惊，比如一个人突然知道自己得了大病甚至绝症，他的第一个情志变化就是惊，惊诧自己怎么能得这样的病，然后就是悲伤，之后就会一直笼罩在恐惧死亡的阴影中。

悲是怎么克的怒、急的呢？举个例子，如果某个人正因某事而着急，或大怒不止、暴跳如雷的时候，你突然告诉他，他的家人因为病重正在医院抢救，他就会悲痛不已，慌忙往医院跑，这时他就顾不得着急和怒气冲天了。

恐生怒与急、恐克喜

为什么恐、惊会生怒与急呢？因为人在恐惧之后必然会对使他恐惧的源头憎恨不已，而且还要急于消灭这个源头。比如你害怕蛇，当你真的见到蛇的时候你会被惊吓，而且很害怕，急于快点脱离蛇的威胁。当你远离蛇的时候你又会对蛇的到来很生气，很愤怒，恨不得把蛇都打死。

恐与惊是怎么克喜的呢？恐克喜是指在你高兴喜悦的时候，如果有人突然惊吓你一下，你会感到很害怕，再高兴的事一害怕也就全忘了。

以上简单地论述了七情的生克关系，但这种关系并不是一成不变的，也是会相互影响的，只不过以哪个为主而已。在日常生活中我们会经常遇到七情生克的具体表现，不但对我们的生活有影响，对我们的身体健康也有非常大的作用。在治疗篇中还将进一步讨论这方面的内容。

十三、七情与五脏的相互影响

五脏主五志，七情伤五脏，这在两千多年前的我国现存最早的医学经典专著《黄帝内经》中就有详细的论述。《黄帝内经》明确提出了五志与五脏的关系，即："心在志为喜、肝在志为怒、脾在志为思、肺在志为忧、肾在志为恐"。本书在前几篇中已经阐述了我个人的观点，就是把"忧"离肺归脾，对七情去"思"补"急"。这就形成了新的七情，即：喜、怒、急、忧、悲、恐、惊，同时也就有了新的五脏配五志的关系，即：心在志为喜，肝在志为怒与急，脾在志为忧，肺在志为悲，肾在志为恐与惊。下面就针对新的七情与五脏之间的相互影响做具体的论述。

　　喜　心在志为喜。中医学认为喜的情志变化和心密切相关。这是因为心主血脉，如果血脉畅通，气血就平和，就不会出现气与血的异常变化，人就不会轻易出现不利于身体健康的情志变化，这时人感觉到的是心情舒畅、喜气洋洋。所以喜的情志变化主要受心功能盛衰的主宰，如《黄帝内经》中说："心气盛则笑不休，心气虚则悲。"心气强盛，有力鼓动血脉，血自活，所以笑不休。这里的"笑不休"是指经常高兴和喜悦的心情，并非指由于神志出现了异常而导致的大笑不止。心克肺，肺在志为悲，心气虚不能制约肺，肺反侮心脏，故悲伤猖獗。因此心脏的功能正常与否决定了喜的程度，说明心脏对喜的影响是非常大的。反过来，喜的过极与不及又可以对心脏产生巨大的影响。过喜至极不但对心脏没有好处，还会对心脏造成严重不利的影响，使心脏受到损伤，也就是"过喜则伤心"。为什么"过喜伤心"

呢？因为"喜则气活"，"喜则气活"时气机活跃是有限度的，是在能够掌控的范围内对身体才有好处。否则，过喜则气机过度活跃，一旦达到失控的程度，反而会使气体疾行，气机逆乱，气血不能顺畅地运行：一方面气血逆乱会增加心脏的负担；另一方面心脏在正常工作时也需要大量气血的营养，气血不能顺畅地运行，势必要影响心脏的气血供应，从而产生严重的心脏疾病。"范进中举"就是一个非常典型的例子。所以心脏和"喜"是相互影响、相互依附的。我们在日常生活中就要把握好心脏和喜的关系，这样才能有益于身体健康，才能提高我们的生活质量。

喜悦的情志变化不但有益于心脏的功能发挥，同时也会影响其他脏器。如人经常处于喜悦兴奋的状态还会促进肺的"朝百脉，主治节"的功能。

喜悦也会促进肝的"主疏泄"功能的正常发挥，尤其是肝主气机的活动和主情志的正常发挥。

对脾的"主运化"的功能发挥影响也很大，长期保持良好的心情，食欲都会有所增加，脾胃运化的功能也特别旺盛。

肾主骨生髓，通于脑，但前提是经脉必须畅通，所以经常保持愉快的心情，使经络通畅，气血活跃，对肾和脑都有保护作用，可以最大限度地促进肾和脑的功能发挥。

因此喜对五脏都有很大的影响。可见保持心情舒畅和良好的心态对于身体健康是多么的重要。

怒　肝在志为怒，说明肝的功能正常与否和怒的情志变化关系非常密切。肝主疏泄，尤其是肝调气机、调情志的功能，对情志变化的影响非常之大。肝的上述功能正常，气机就顺畅，情志就调和。一旦肝的上述功能异常，气机就会逆乱，就易出现愤怒的情志变化。反之，怒的情志变化也会影响到肝的功能，所以《黄帝内经》有"怒伤肝"之说。为什么怒会伤肝呢？肝在正常情况下是需要储存一定量的血液的，一为营养所需；二为平抑阳亢；三为存储备用。当人愤怒时，因"怒则气疾"，此时气机就会疾行，使血液也妄行，使本该储存在肝内的血液也被迫流入经脉，使肝不得养，阳不得平，肝必受损。

怒除伤肝外，对心脏的损伤也是不容忽视的。心主血脉，主神志，怒的情志变化迫使气血疾行，一可导致心失所养，二可增加心脏负担，故而使心脏受损。我们平时就能遇到人在愤怒至极时有的人会出现不省人事的情况，这就是怒极伤心，使心主神志的功能下降所致。生气时导致心慌、胸闷、胸痛的更是常见。

对脾胃的损伤主要是因为怒伤肝之后，使肝失疏泄，气机不畅，形成肝气犯胃，脾失健运，症状有胃痛、恶心、呕吐、厌食、嗳气等等。

对肺的影响主要可以使肺脏的宣发、肃降功能下降，民间就有"气炸肺"之语。"怒则气疾"，致使肺主一身之气的功能及宣发、肃降的功能受到抵制，气结于胸中而发胸闷、气促等症。

对肾的影响主要是由于肝肾同源，怒伤肝以后，使肝主疏泄的功能下降，从而影响肾的元阴元阳的培育，使肾脏功能下降，膀胱气化无权，出现腰痛、癃闭、五淋之症。

急　肝在志亦为急，也就是说着急和肝的关系也非常密切。肝功能正常，人就不容易着急或急躁；当肝功能异常时，气血就会发生变化，人就容易发急。急是一种非常明显也非常普遍存在的情志变化，是一种不良的情绪反应。

我们每个人都时常会有着急的时候，但很少有人会意识到急对身体的危害。其实急对身体的危害是极大的，尤其是对肝脏的危害。如急得团团转、急不可耐、急得火冒三丈、急火攻心等等，这些都是说明人在着急的时候损伤了肝阴，使肝火亢盛，甚至累及心脏。古代有"伍子胥一夜愁白头"的故事，说是"愁白头"，从当时的危急情况来分析，应该是"急白头"。因为伍子胥急着想过关卡，但对方有重兵把守，又拿着他的图像准备捉他，他这时的心里万分焦急。这一急，突耗肝肾之阴血，使须发突失所养故而变白。这虽然是个故事，是否真实尚不清楚，也未得到科学的证明，但我相信是真的，因为在现实生活中我亲自碰到过类似的真人真事：

一位53岁的李女士，因投资被骗，一天之内就成了几十万元的债主，连着急带上火，一夜过去，第二天起来把家里人吓了一跳，原来只过一夜，李女士脸部全变成黑色，就像换了一个人一样，她的家人很惊讶。当天出门连邻居熟人都有点认不出她了。后来吃芦荟才逐渐恢复。为什么吃芦荟能好呢？因为李女士是一股急火灼伤肝肾阴液，肾之元阴突损不能濡养颜面故而变黑。芦荟能清泻肝火而护阴，肝火得泻，阴得恢复，面色自然就如常了。

类似的病例在古代的史书中也有不少记载。说明小说家也是按生活而写，并非皆为虚构。

急的情志变化损伤其他脏器和怒大同小异，这里就不再赘述。

我们不能不看到，人们只重视"怒"的危害，并不重视"急"的损伤。急对我们身体的损害真可谓：无处不在！无孔不入！这是值得我们觉醒、深思和进一步研究的。

忧　因忧和愁同归脾所主，而又特点极为相近，所以忧和愁同篇论述。忧和愁同归脾所主，当脾的功能异常时，由于运化功能下降，人的气血阴阳也会失去平衡，此时首先会出现以忧愁为主的情志变化。反之忧愁也会对脾有所损伤。忧愁日久必致气结，气结则血凝，气血凝结不能营养脾胃，脾胃运化功能自然失常，也就会出现水谷腐熟障碍和水谷精微输布异常，从而影响"脾为后天之本"的功能发挥，最明显的症状就是不思饮食，食之无味，食后饱胀等。每个人都有忧愁的时候，所以每个人都体验过忧愁时茶不思、饭不想、吃不好、睡不香的滋味。因此人在忧愁的时候损伤脾胃最为明显。

忧愁同样会损伤其他脏器。

忧愁对心脏的损伤主要表现在三个方面：第一，心主血脉的前提是必须有足够的血液，而脾胃是气血生化之源，忧愁伤及脾胃，脾胃生化气血功能减弱，心失所养，心脏功能必然下降。第二，人在喜悦的时候心脏的功能才会正常发挥，因为"喜则气活"，气活血亦活，血活心血才不会虚，心脏才能正常主血脉；而"忧则气结"，气结则血凝，心脏没有充足的活跃的血液营养，心脏功能必然下降；更何况"气活"与"气结"一动一静，本身就是一对对立的矛盾关系，怎么可能不相互制约呢？第三，一旦气结血凝发生在心脏内部，还会发生心内经络气血瘀阻的危险疾病，即心血瘀阻。

忧愁对肝的损伤也很明显，主要是"忧则气结"阻碍了肝的疏泄功能，尤其是调气机、主情志的功能。

对肺的影响不但体现在忧愁阻碍了肺的主气功能和宣发肃降的功能，还体现在忧愁在一定的情况下可以向悲的方向发展，从而损伤肺脏。

肾为先天之本，而脾为后天之本，后天之本被忧愁损伤，先天之本就没有培育的源泉。

悲　肺在志为悲，就是说肺的生理功能和悲的发生有着非常密切的关系。当肺功能异常时就容易使人产生悲伤的情志，而悲的形成也会严重影响肺的功能。"悲则气消"，而肺主一身之气，通过宣发肃降、朝百脉、主治节的生理功能来调节全身的气机，使气机通畅。悲可使气体消散，使气不能发挥推动、温煦、固摄、升提的作用，阻碍了肺的宣发肃降等作用，损伤了肺脏，故有"过悲伤肺"之说。

悲对心脏损伤也很大，过悲可使气体消散，导致气体无力推动血液运行，遂发生心血瘀阻而伤及心脏。心伤则神伤，神伤则心气耗散，最易出现晕厥的危象。所以《黄帝内经·素问·举痛论》中说："悲则心系急，肺布叶举……"。

悲对肝脏的损伤主要表现在对气机的影响，悲痛使气体消散，必定干扰了肝对气机的调节作用；另一方面，悲痛使气体消散，也同样会影响血液的运行，致使肝脏得不到足够的血液营养，使肝脏受损。

脾的运化、升清等功能同样会受到悲的影响，因为脾的各个功能的正常发挥也必须依靠充足的血液，人在悲痛的时候之所以不爱吃饭，就是由于悲痛时气血运行不通畅，使血液不能营养脾胃而出现食欲不振。

肺为水之上源，肾为水之下源，悲伤伤肺，也必然会损伤肾脏，以至影响到人的生长、发育、生殖以及水液的利用和排出。

恐　肾在志为恐，说明恐的情志变化与肾有着密切关系。当肾功能下降时，人的元阴元阳都会受损，人就会善恐、易受惊吓；而人在恐惧的时候会使气机向下运动，损伤肾气，故有"恐则气下"之说。而肾属下焦，肾所主的功能，如主水、主生殖也都是在下焦发挥功能。所以当人极度恐惧的时候会使气机下行而迫于下焦，出现下焦胀满，甚至遗尿的病理变化。所以"恐伤肾"。

恐对心脏的损伤也非常大，"恐则气下"，使气血活动能力下降，这样就会严重干扰"心主血脉"的功能。血是靠气推动的，气机向下运动，血也会向下流动，心居上焦，得血便少，心无所养，自然受损。

对肝脏的影响也是通过影响气机而致肝脏损伤的，由于肝的生理功能特点是主升主动的，这个特点对气机的疏通、畅达、升发是非常重要的，而恐使气机下降，正和肝主升发功能恰恰相反，所以恐惧时下降的气机定会抵制肝的主升的功能而损伤肝脏。

恐对肺的影响也是因为恐惧扰乱了肺的宣发肃降的功能，使气血津液的输布受到阻碍。

恐惧所导致的气机下降也会影响脾的主升清的功能，同时还会使脾的供血下降，从而降低脾的主运化的功能。

惊　惊和恐在产生机理上和造成的损伤上非常相似，所以惊也归肾所主，也和肾的功能变化密切相关。由于惊是发生在人没有任何思想准备的情况下，因而对人的肾和其他脏器的损伤一般较恐为重。人在被惊吓的一瞬间主要表现为身体气机的逆乱，不能使气机发挥正常而有序的推动功能，所以《素问》中说："惊则气乱。"惊对肾的损伤和恐对肾的损伤非常相似，也是气机发生变化而伤及肾脏，不同的是惊吓伤及肾脏主要使元阴元阳严重受损。由于惊吓是发生在一瞬间，因此在预防上较为困难。

　　惊吓对心脏的影响尤为突出。心主一身血脉，而血的运行正常与否和气的推动作用是不可分割的，关系极为密切。气机顺畅，血行平和，心脏功能就正常。一旦受到惊吓，气机就会突然逆乱，血液在逆乱的气体推动下，就不会循常道而行，就会形成气血逆乱、血不养心的严重不良后果，轻者心慌，重者心神无主而昏迷，甚者气绝身亡。

　　惊对肝脏的损伤也与气机逆乱有关，人在惊吓时逆乱的气机会冲击肝所调节的气机，从而伤及肝脏。

　　惊对肺、脾、的影响也是同理。

　　以上分别阐述了七情和五脏的相互影响。由于七情对气机的影响非常巨大，所以以上论述只从气机变化的角度来论述。其实七情与五脏的相互影响是多方面的、多角度的，包括阴阳、五行、气血、经络等等，在以后的章节中我们还会用专篇来讨论。

十四、七情伤五脏以心为主

　　七情伤五脏的理论，这在我国现存第一部医学经典著作《黄帝内经》中就有记载，如"心在志为喜，过喜伤心；肝在志为怒，过怒伤肝；脾在志为思，过思伤脾；肺在志为忧，过忧伤肺；肾在志为恐，过恐伤肾"。本人通过长期的体会、观察、研究之后，阐述了我个人的观点，即"忧离肺归脾；七情去思补急"，也就是

"脾在志为忧，肺在志为悲"；"思"从七情中删除，而把"急"纳入七情之中。这就形成"喜、怒、急、忧、悲、恐、惊"新的七情。这些情志除"喜"只有在过极的情况下才会损伤身体之外，其余情志无论过极或是不过极，只要存在就会损伤身体，只不过损伤的程度大与小的问题，身体是否能适应的问题。其中对心脏的损伤更是不容忽视，也可以认为七情伤五脏是以心脏为主的，不单单是只有"喜"才能伤"心"。下面就谈一谈七情伤五脏以心为主的依据。

七情伤五脏以心为主，对这个主题的论述可以从以下三个方面来谈。

第一，心主血脉，也就是说全身所有的血液和脉络都归心所主，因此称心脏为"君主之官"。任何一种原因所导致的血液运行不畅都会直接影响到心脏的功能，因为心脏不但主宰血脉，同时也更需要血液的营养才能发挥正常的"主血脉、主神志"的功能作用，才能正常发挥"君主之官"的统领作用。七情损伤五脏主要是通过影响气机的推动作用而造成的：怒、急则气疾；忧、愁则气结；悲则气消；恐则气下；惊则气乱等等。因为气为血之帅，气是推动血液运行的动力，气行血则行，气停血则停。这些情志变化所导致的气机不畅，都会直接影响血液的运行，血液运行受阻必然使心脏的供血出现障碍，使心脏受损。当心脏受损之后，心脏功能必然下降，心主血脉的功能也会随之下降，使全身的血液供应匮乏，这时其他脏器乃至全身也会随之受损。而情志异常损伤其他脏器就不会产生这么普遍而又这么严重的损伤。就像一个国家一样，任何一个省份出现了灾情，都会上报给国家，都需要国家制定救灾计划，都需要国家拨付救灾物质，从而使国家受到很大损失。而处于平等地位的其他省份所受到的影响就小很多，经济上也不会受到大的损失。

第二，从经络络属的角度来看七情亦主要伤心。在五脏经脉的循行过程中，肺、脾和肾三脏都有经络和心脏相连：

足太阴脾经循行："……其支者，复从胃别上膈，注心中"；

足少阴肾经循行："……其支者，从肺出络心，注胸中"。

从经络络属上可以看出，无论七情伤肺、伤脾还是伤肾，都要同时伤及心脏。即使肝脏，虽然没有经络和心脏直接络属，但也会通过木乏不能生火、肝藏血少而不能养心脏等方面与心脏相联系，从而使肝怒伤及心脏，着急损伤心脏，发生一系列的心脏方面的疾病。

第三，从五行生克的角度来看，心脏也是受七情所伤最大的。五脏的生克关系是：肝生心、克脾，心生脾、克肺，脾生肺、克肾，肺生肾、克肝，肾生肝、克心。由此推断出怒与急生喜、克忧，喜生忧、克悲，忧生悲、克恐与惊，悲生恐与惊、克怒与急，恐与惊生怒、克喜。在这个七情的生克链中，喜是唯一一个具有良性作用的情志反应，也就是说其他六种不良的情志反应都会抑制喜的良性作用，使喜消减甚至消失，这样就抑制并打乱了气血的活跃，使气血转变成不活跃或是过度活跃。无论是不活跃还是过度活跃，都会影响气血的运行，影响气血运行就一定会影响心血的供应，使心脏受损。大有"群起而攻之"的架势。

以上从三个方面论述了七情伤五脏以心为主，其中"心为君主之官""心主血脉"是主要的，是第一位的。

不单单是从理论上讲七情主要伤心脏，我们在日常生活中更是充分体会到了这一点，当喜、怒、急、忧、悲、恐、惊出现后，最先出现的、最大的反应就是心悸、胸闷，甚至胸痹。这也是生活在当今社会里的人们在精神高度紧张、压力日益增大的生存环境中，患心脏病的人群骤然增多的主要原因。因此《黄帝内经》中说："悲哀愁忧则心动，心动五脏六腑皆摇。"张介宾在《类经》中也说："情志之伤，虽五脏各有所属，然求其所由，则无不从心而发。"所以调节情志、怡悦心情对心脏的保护极为重要。

十五、引发情志异常的内在因素

影响情志变化的因素是多种多样的，但总的来说不外乎内在因素和外界刺激。下面首先谈一下内在因素对情志变化的影响。

1. **肝阴不足**　由于某些因素导致人体肝阴不足，肝阴不足必然会使阳气逐渐偏亢，出现肝脏阴阳失去平衡的病理变化。阴液不足易出现虚烦、躁动不安的情志表现，阳盛则易出现性急、恼怒的情志变化。但肝阴不足还是以虚烦在先，恼怒在后，因为是先出现肝阴不足，而后才导致肝阳亢盛。

2. **肝阳上亢** 有的是先天阳亢的体质，也有的是后天形成，比如阴虚阳亢、肝火炽盛等等。无论是先天禀赋的原因，还是后天形成的原因，只要肝阳上亢了，就会出现急躁易怒为主的情志变化。

3. **肝气郁滞** 肝气不舒，不能完成疏泄的功能，使气机凝结聚集，故而不能顺利地推动血液运行，必然会出现郁闷不乐、抑郁寡欢的情志变化，也称生闷气。在日常生活中这种气机的变化所引起的情志异常极为常见。

4. **心气不足** 心气的实质是心脏的功能，如果心气不足，心脏的各种功能就会下降，就会发生情志方面的变化，尤以悲为主，因为喜克悲，心气虚则喜变弱，喜弱则不能克制悲，故《黄帝内经》中有"心气虚则悲不已"之说。

5. **心血亏虚** 由于心血亏虚，心血不足，血就不能营养心脏，这时首先出现的情志变化就是心烦意乱，之后还可以出现烦躁、易悲伤、易怒等很多的情志变化。

6. **心阳不振** 由于各种因素使心脏的阳气下降，阳气一旦下降就无力鼓动血脉，使心功能受到影响，这时的情志变化主要是情绪低落，易恐、易惊为主，继而发展为心烦易怒，《黄帝内经》有"心伤则苦惊、喜忘、善怒"的记载。

7. **心血瘀阻**　心主血脉，为全身血液之统领，一旦心血出现瘀阻，势必使心脏功能下降，而出现心烦、易怒、急躁、悲忧，甚至恐惧至极，尤其在心血瘀阻导致胸痹心痛的危急时刻，恐惧尤为突出。

8. **心气有余**　如果心气有余，心气过盛，人就会出现过于喜悦的情志变化，《黄帝内经》说"心气虚则悲不已，实则笑不休"，就是这个意思。但日常生活中并不完全是心气过盛就"笑不休"，而是心脏没病身体就比较好，也就没有这方面的烦恼而已。其实真正的"心气有余"是极少见的。

9. **脾气虚弱**　脾胃为后天之本，脾气一旦虚弱，气血生化就会不足，气血不足就会使整个身体变得虚弱，人就会总有忧愁的出现，有时还会出现易怒、易急、易悲的情志变化。

10. **脾阳不振**　脾气虚损太过，就会导致脾阳不振、脾阳虚衰，此时的病理变化主要是脾运化水湿的功能下降，使局部甚至全身的水液输布紊乱，从而伤及很多的脏器。伤脾则忧愁不已，水气凌心则心烦悲伤，伤肾则易恐易惊。

11. **肺阴不足**　肺脏阴液不足最易导致的就是阴虚火旺、阴虚发热，由此所导致的情志变化首先是虚烦、急躁，随着病情的发展会逐渐向悲伤、悲观的方向转化。

12. **肺气虚损**　肺主一身之气、主呼吸，如果肺气受损，就会使肺的功能逐渐下降，就会出现短气不足以吸，情志方面也会表现出易悲、易恐、易怒、心烦不安。

13. **肾阳不足**　肾存人体的元阴元阳，肾阳不足会影响人体全身的阳气的补充和功能，轻者表现为易恐易惊，重者可累及其他脏器，出现易悲、易怒、易急、易忧等等。

14. **肾精亏损**　本症多由肾阴不足转化而来。肾脏阴液不足，则肾精不能得到培育，便可使肾的功能受到影响，使人易恐易惊。本症继续发展也会导致全身各个脏器精气受损，从而发生心烦意乱、恼怒、急切、悲伤等情志变化。

15. **心脾两虚**　心为君主之官，主血脉、主神志，所有血液运行以及神志方面的疾病都归心脏所主。脾为后天之本，主运化、主升清，所有饮食运化以及水谷精微的输布都归脾所主。一旦心脾两脏同时受损虚弱，就会出现爱悲、喜忧、易怒、善恐、怕惊、着急等复杂的情志变化。

16. **心肾不交**　心五行属火，肾五行属水。水火不能互相有效地制约，就会发生一方过旺而另一方不及的现象。肾水不济，心火就过旺，心火一旺就会发生过喜、过急、过怒的情志变化；肾水过度，水气凌心，又可发生心火下降、心气不足的证候，出现易悲、易恐、易惊、易忧的情志反应。反过来，如果心火过旺，下灼肾水；或心火不足，肾水泛滥，也会出现上述的情志变化。

17. 痰火扰心　痰浊瘀久必生痰热，热盛化火，痰火扰心，而使心主神明的功能异常，出现心烦、易怒、急躁等火盛的情志变化。

18. 痰蒙清窍　清窍是指人之大脑，如果由于各种原因引起痰浊内生，蒙蔽清窍，就会发生抑郁、癫、狂、痫的情志神志疾患。

总之，在临床上，无论哪种证型的出现，都反映了气血津液的盈亏逆顺，阴阳寒热的失衡不调。这些不正常的变化都会对人体造成损伤，只要人体有不平之处，就会有相应的病理表现和情志变化。以上列举的病因证型只是常见的病理变化，其他的变化还很多，只是不常见或没有被人们重视。我们在深入研究情志变化异常的机理时发现，只要人有情志变化，都会找到发生情志变化的内在根据和因素，或气或血，或寒或热，或表或里，或阴或阳，或痰或水，体内必有不平之处。通过正确的诊断和对症的治疗，都会起到疏通气血、调和阴阳的作用，都会使情志异常得到纠正。即使是先天的秉性，如性急、性慢，喜忧、喜怒，通过正确的治疗和调理以及引导，也同样能达到纠偏的作用。关于治疗的内容我们将在治疗篇中做进一步的讨论。

十六、引发情志异常的外在因素

引发情志异常的外在因素说起来简单，实际讨论起来却非常困难，因为影响情志的外界因素是多种多样的，不是三言两语就能说得清楚的。

第一，人与人之间的关系复杂化

人与人之间的关系是一个社会问题，不同的社会，或同一个社会的不同阶段，人与人之间的关系都是不一样的。离我们较远的原始社会、奴隶社会、封建社会暂且不说，就是新中国成立以来的社会主义社会，人与人之间的关系就可以分为几个阶段。比如解放初期，人们刚刚当家作主，人们之间的关系也是比较纯朴的，人们之间没有太多的猜忌和戒备，社会风气很纯正，甚至达到"路不拾遗、夜不闭户"的程度。

到了"文化大革命"时期，人与人之间的关系骤然发生了变化，主要是为了自己的切身利益而你整我、我整你，各种情志变化常不离身，愤怒、着急、忧愁、恐惧、惊吓、悲伤无人不有，无处不在。连说句话都得小心翼翼，恐怕说错了话被人告发，打成反革命。

改革开放之后，言论自由了，生活水平提高了，心情自然而然就好起来。但人与人之间的关系却很难回到解放初期的那种纯朴的感情关系。尤其进入商品经济时代，人与人之间的关系难免要打上金钱的烙印，这样就使得人们之间的关系越来越复杂。情志也就随着变化多端。

第二，人与人之间的竞争激烈化

随着商品经济模式的迅速形成和突飞猛进的发展，人们之间的竞争也就越来越激烈，尤其表现在工作方面：同行业的竞争，同类产品的竞争，同事之间的竞争都非常突出。竞争给企业带来活力，给强者带来动力，也给所有工作者带来压力。正是因为有竞争的存在，事业才能不断地发展，才能充分展示工作者的才华，才能涌现出出类拔萃的人才。这是竞争带给人们的机遇。但我们也应清楚地看到，竞争所带来的压力并不是每个人都能变成动力，并不是所有的人都能承受，有很大一部分人面对竞争的压力一筹莫展，踌躇不前，甚至一蹶不振，甘愿堕落。这都是竞争带给人们心理上和情志上的异常变化，尤其情志上的变化必然会引发身体上的许多疾病。除公平竞争之外，更有甚者，一些人在竞争中还采取了不公平甚至不法的手段，自身心灵受煎熬不说，还给竞争对手带来伤害。

以上这些由于竞争的激烈带给人们的无论是胜利者的喜悦，还是失败者的沮丧，都会通过喜、怒、急、忧、悲、恐、惊表现出来。所以竞争对人们的情志的影响是很大的，尤其是竞争日益激烈的今天，控制好自己的情志尤为重要。

第三，人与人之间的攀比白热化

人与人之间的攀比自古有之，只不过在当今商品经济大潮的冲击下，人们攀比的势头愈演愈烈。你有一百万，我就想有一千万；你有个"奥迪"，我就想买个"宝马"；你住高层，我就想住别墅。有进取心、有条件享受这无可厚非，关键在于你的经济基础如果达不到你的愿望要求，你就会发生各种情志变化，有的自制力弱而要求高的人还会有极端的举动。

第四，人们生存环境恶劣化

随着生产力的飞速发展，人们的生存环境也随之恶化，尤其是各种污染，包括空气质量的下降、气候的不断变暖、自然灾害的频出、化肥农药的摄入以及各种有害射线的辐射等等。这些污染作用于人体，都会使人体发生各式各样的变化，产生各种不同的疾病，情志变化也就自然而然地出现了。

以上我们从四个方面讨论了情志发生异常的外界因素。在日常生活和工作中所遇到的影响因素有更多，这里就不一一列举了。这些因素看似平常，实际它们在情志变化上所起到的作用却是很大的，是不容忽视的。现代的很多重大的多发的疑难疾病，如肿瘤、冠心病、高血压、糖尿病等等，都与上述的外界因素有关系，有的起到了推波助澜的作用，有的甚至起到了决定性的作用。所以处理好人与人之间的矛盾，建立起人与人之间纯洁友好的关系，保持一个善良而平常的心，爱护我们人类共同的生存环境，对我们自己的健康是极为有利的，对其他人的健康也是有帮助的。因此我们每个人都要做出努力，建设一个和谐欢乐的社会环境，营造一个和睦美满的幸福家庭。这样才能真正起到怡悦情志的作用，使我们的身心得到健康。

十七、情志异常变化的总病机

引起情志异常的因素非常多，前两章已经分别论述了引起情志变化的内在因素和外在因素。从中我们也可以发现引起情志异常的因素不但多种多样，而且还极为复杂。但无论怎样多，如何复杂，最终都会使机体发生一系列的变化才会造成情志异常，并形成各种疾病。那么这些因素是通过哪些变化才使情志发生异常变化的呢？本人通过大量的临床观察和细致研究发现，造成情志异常的机理不外乎是各种内外因素影响到人体的气、血、阴、阳的异常变化。

1. 气的变化

人体气的种类很多，主要分为元气、中气、宗气、卫气、营气、五谷精微之气。其他还有各脏腑之气，如心气、肺气、肝气、脾气、肾气、胆气、胃气、膀胱之气等等。每一种气都有它各自的功能，也都在不断地运行，有的是在全身运行，有的是在某一脏器运行，有的则是在某一部位运行。无论在什么地方运行，都离不开升降沉浮的运动。

我们每个人的机体内都会发生这样的情形，只不过没有注意罢了，就是当某一或内或外的因素作用于人体，影响气血运行的时候，气机就会发生运动形式的变化。气机在运动形式上的变化大致可分为：气活、气疾、气上、气下、气逆、气乱、气滞、气结、气郁、气缓等等。这里的气上、气下、气活如果能保持在正常状态下，属于正常运行，并不引起情志变化和疾病的产生。尤其是气活，本身就是一种良性运行，不但可以使人产生愉快、欢乐的情志，而且还可以推动血液运行，有益于身体各部位及脏器的营养供应。但若因某一因素使气活过度，就会发生气疾的现象，导致血液妄行，这时的情志变化是以易于暴怒、急躁、烦乱为主。

气上、气下也是如此，一旦发生该上不上、该下不下，这就叫气逆。气逆时一般会引起暴怒、烦乱，甚至发展为神志的异常，变生他病。

气滞、气结、气郁的运动形式基本相同，都是气聚于某处不动。它们所产生的情志变化也以怒、急为主，但不像气逆、气疾所产生的怒、急那样反应强烈，多是怒而不语、急而不言，憋在心里，压抑情绪。长期下去会逐渐向忧、悲、抑郁的方向转化。

气乱则主要产生惊、恐、烦躁。因为气乱则血乱，血乱五脏无所养，心肾无所依，故易恐、善惊、爱烦躁。如果气乱的程度较重也会导致神志方面的疾病。

气缓是和气疾、气活相对而言，是指气机的运行逐渐缓慢下来。由于气缓导致血液流动也缓，脏器得不到足够的血液营养，功能就会下降，故而易产生忧愁、悲伤的情志变化。其实气滞、气结、气郁的最初阶段都是从气缓发展而来。所以气缓不能作为良性的气机运动来对待。

2. 血的变化

血液与情志的关系亦非常密切。血液虽然没有气的升降沉浮那么多的表现，那样复杂，但血液的运行是靠气推动的，所以血液也会随着气的异常变化而变化。同时血液也是有虚损的，比如失血、消耗、生化不足等等。所以血液的多少、运行是否通畅也是非常重要的，其中血液的多少至关重要。

人体内的血液量是基本恒定的，在正常情况下，血液只减少，不增多，除非采用一些诸如输血、补血等方法。即使采用了这些方法使血液增多也不会使情志发生异常，只有当血液因各种原因造成不足时才会产生情志变化，所以我们可以认为"血液无过盛候"。各种原因导致人体血虚，首先会影响到五脏六腑以及脑的供血，使这些脏器得不到充足的营养，就会发生情志变化：心血虚则心悸、心烦；肝血虚则虚烦、易怒；脾血虚则不思饮食、忧虑寡言；肺血虚则悲伤不已；肾血虚则惊恐不安；脑血虚则眩晕、恍惚、情绪低落、无精打采等等。

当血液运行不畅时，即使血液不少，但由于血液运行缓慢，身体各脏器部位也会发生局部血亏的现象，也会因此产生情志变化。当血液运行不畅发展严重时即可发生瘀血，血瘀不通则疼痛，疼痛难忍则心烦，疼痛不已则恼怒，治而不效则忧愁、怕其转变则恐惧。

以上简单阐述了气和血在不同变化的时候对情志的影响。通过综合分析之后我们会发现，气和血对情志的影响是有微妙区别的，气的变化主要导致恼怒、郁怒，而后才变生其他异常情志；而血的变化主要引起烦躁，而后也会变生诸如愤怒、烦恼、忧愁、惊恐等其他情志。也就是说，气所引起的情志变化大多是先怒后烦，而血所引起的情志变化大多是先烦后怒。这个微妙的变化我们在日常生活中是可以体会得到的。

3. 阴阳的变化

阴阳在人体内是相互依存、相互制约，又是可以相互转化的。我们身体内的阴阳必须达到平衡状态才能有益于身体的健康，才能免遭疾病的侵害。一旦某一个脏器阴阳发生了失衡，就会对身体造成损害，出现情志的异常变化。通过大量的病例研究发现，阳盛者功能亢奋的人多怒；阳虚者功能衰退的人多悲；阴盛者湿生痰热的人多烦；阴虚者五脏失养的人多恐。这是在一般的情况下。在人体的阴阳变化中又是非常复杂的，要具体情况具体分析。但总的来说阴阳一旦失衡，必定会发生情志的异常变化。

以上通过气、血、阴、阳四个方面讨论了产生情志变化的原因。从中不难看出，情志变化产生的过程是极其复杂的，但总的来说不外乎两点，就是气血失调和阴阳失衡。无论是内在因素，还是外在因素，只要作用于人体，都必须通过气血阴阳的变化方使情志发生异常。所以，气血失调、阴阳失衡就是情志变化的总病机。

十八、情志异常所引发的疾病

情志的异常变化会给人体带来很大而又很广泛的影响，无论是在精神上还是在机体上，无论是内脏还是皮肤，都会造成非常严重的危害，从而产生涉及临床各科的多种疾病。而医圣张仲景在《金匮要略》中说："千般疢难，不越三条。一者，经络受邪入脏腑，为内所因也；二者，四肢九窍，血脉相传，壅塞不通，为外皮肤所中也；三者，房室、金刃、虫兽所伤。以此详之，病由都尽。"这里唯独没有提及"情志"致病，惜之，憾之。

内科疾病

1. **厥脱**　突然遭受惊吓或是大悲大恐而使人体气机猛然发生逆乱，损伤神明而致厥脱。

2. **抽搐**　大多由暴怒伤肝，肝阴突然耗损，致使肝风内动所致。

3. **癫狂**　长期的情志过极，忧愁日久，郁怒难消，恐惧惊吓，欣喜过度，致使气机逆乱，形成此候。

4. **痫证**　郁怒忧愁，大恐大惊，均可导致痫证的发生，其中尤以惊为主。

5. **郁证**　此证多由于忧愁过度，或愤闷恼怒，或悲哀不乐，均使心失所养、脾失健运、肝失疏泄而致。

6. **脏躁**　由忧愁、恐惧、惊吓、急切盼望、悲伤、委屈等因素作用于人体日久，使气血耗伤，心肝失养而致。

7. **百合病**　平素忧愁难消，闷闷不乐，郁闷烦躁，久不能解，故而伤气耗血，引发此病。

8. **血证**　急怒日久，气疾迫血妄行；喜悦过极，气活发展为气疾；忧愁过度，脾伤不能统血；悲伤损肺，伤阴以至化火；惊恐气乱，血乱不循常道。

以上这些情志变化均可发生出血证候，有的发生在上焦，如出血性脑中风、眼内出血、鼻衄、咳血、齿衄等；有的发生在中焦，如呕血；有的发生在下焦，如便血、尿血等；有的发生在皮肤，如紫癜、紫斑等。其中脑中风出血和胃大量出血而呕血是临床急症，甚至是危候，出血量大者可在几个小时之内死亡。因突然生气而导致脑出血和胃出血的病例屡见不鲜，而且还有越来越多的趋势，不能不引起人们对情志异常变化的高度重视。

9. **多寐**　忧虑伤脾，惊恐伤肾，先天之本和后天之本俱伤，遂使脑海不充，发为多寐。

10. **失眠**　失眠和情志的关系是极为密切的，任意一种情志的变化都会影响到心脑的功能，从而造成失眠，尤以过喜、过怒、过急、过悲为甚。

11. **头痛**　过于恼怒，或郁闷日久导致气机不畅，郁滞化火，上扰清窍而致头痛。

12. **眩晕**　长期忧愁即可伤脾，脾失健运导致气血生化无权，气虚血亏不能上荣头目，必致眩晕；也可由怒、急伤肝，肝失疏泄，气机逆上而致眩晕；亦可由惊恐伤肾，肾精亏虚，不能上充脑海而致眩晕；七情伤心，气血不能顺畅上运大脑而致眩晕；悲哀伤肺，肺主气的功能下降，气虚无力鼓动血脉上荣头目而至眩晕。

13. **中风** 过喜伤心，心不能主宰血脉，血流脉外而致中风；或过怒伤肝，肝气上逆，肝阳上亢，而致中风。其中过怒引起中风极为常见。

14. **惊悸、怔忡** 本病的病因很多，除"过喜伤心"之外，其他如怒、急、忧、悲、恐、惊均可使心脏受损，或血虚，或气弱，或阴损，或痰浊，或瘀阻，从而使心脏失去气血之养，发为惊悸、怔忡。

15. **胸痹（心痛）** 长期忧愁恐惧，或骤然恼怒惊吓，均可使气血凝留停于心胸，血脉不通而致心痛、胸痹。

16. **消渴** 各种情志变化日久均可使气郁化火、血瘀生热，火热之邪灼伤阴液，遂致消渴。其中尤以郁怒日久伤及心肝，压力过大伤及心肾最为突出，不可不防。

17. **水肿** 情志不遂，七情过极，不但损伤五脏六腑，也同样损伤水液的通道。五脏为情志所伤，水液流通无力；三焦为情志所伤，水液流通无路。二者均可导致水肿，不可不察。

18. **积聚** 情志抑郁，肝气不舒，气机不畅，导致气聚不行、血积不散，遂致积聚。

19. **臌胀** 情志异常日久损伤肝脾，肝失疏泄，脾失健运，均可导致臌胀。

20. **胁痛**　此证主要是郁怒愤懑伤肝，急切烦躁损肝，使肝脏失于疏泄，导致两胁疼痛。

21. **虚劳**　忧愁日久，期盼过度，均可导致气血暗耗，五脏损伤，最终形成虚劳之疾。

22. **内伤发热**　心情抑郁，郁久化火；或恼怒急切，急火攻心；或悲伤不已，思念至极。这些因素均可导致内伤发热的发生。

23. **呕吐、呃逆**　忧愁期盼日久伤脾，脾失健运，胃失和降可发生呕吐；郁怒伤肝，肝失疏泄，肝气横逆犯胃，亦可发生呕吐、呃逆。

24. **反胃、吐酸**　急怒不解、忧愁日久、悲伤过度均可伤脾损胃而发反胃吐酸之症。

25. **痞满、嘈杂**　忧愁气结、急怒气疾、悲伤气郁、惊恐气乱等，均可导致气机升降不利，气体郁积腹中，而出现痞满、嘈杂的证候。

26. **胃痛**　怒急伤肝，肝气郁滞，横气犯胃；忧愁日久，气血凝留，瘀滞不通，皆可产生疼痛。

27. **腹痛**　情志不舒，伤肝损脾，不利肠道，故而发生腹痛。

28. **噎膈**　忧愁伤脾，脾湿凝聚成痰；急怒伤肝，肝气疏泄不利。二者均可阻塞气机运行，逆而不降，遂使食物难以下咽，甚至食物随涎上涌。

29. **泄泻**　忧愁恼怒，惊恐急切，伤肝损脾，侵犯肠胃，故发泄泻。

30. **便秘**　急切、郁怒、忧愁，日久化火，灼伤阴液，必发便秘。

31. **胃缓、脱肛**　内伤七情日久伤脾损气，使中气下陷，升举无力，发为此症。

32. **肠痈**　喜怒无度，忧愁惊恐，影响肠胃运化食物，以致气血凝滞，形成肠痈。

33. **淋证**　郁怒伤肝，气郁化火，热邪熏蒸膀胱，以致膀胱气化不利，遂成淋证。

34. **癃闭**　喜怒、急切、忧愁、悲伤、惊恐日久，影响了膀胱的气化功能，致使水道受阻，尿液不能及时排出，形成癃闭。

35. **腰痛**　郁怒伤肝则诸筋纵弛；忧愁伤脾则肌肉不利；惊恐伤肾则骨软不用。以上诸因皆可导致腰痛。

36. **遗精**　情志不遂，烦躁恼怒，使肝失条达，气郁化火，扰动精室，引起遗精；或因惊恐伤肾，肾气不固，精液自流。

37. **阳痿**　惊恐怒急，忧愁悲伤，均可伤及五脏，损伤肾气，使肾阳虚损，发为阳痿。

38. **耳聋、耳鸣**　情志抑郁，伤及肝脏，或惊恐损肾，均可导致此症。

39. **哮喘**　忧愁悲伤，怒急惊恐，伤及心肺，损及肝肾，均可导致气机不利而发哮喘。

40. **肺痈**　悲伤至极，损伤肺脏，导致肺痈；或暴怒伤肝，肝火上灼肺阴，化热为痈。

41. **肺胀**　长期七情所伤，导致气机壅塞，滞留于肺而成肺胀。

42. 肺痨　七情过极或七情异常日久，使五脏之气受损，正气虚弱，痨虫乘虚而入，以致为痨。

43. 失音　忧愁郁怒，或突受惊恐，致使气机郁闭，遂导致失音。

44. 颤证　郁怒伤肝，肝阴不足，筋失所养，可发为颤证；忧恐伤肾，肾精不足，脑海不充，亦可发为颤证。

其他内科病证还有很多，大多和情志异常都有关系，这里就不再一一列举。

妇科疾病

妇科疾病很多，和情志的异常变化都有非常密切的关系。因为妇人天生秉性多愁善感，最易陷入情志变化之中，故孙思邈在《千金要方·妇人方》中说："是以妇人之病，比之男子十倍难疗。……而女子嗜欲多于丈夫，感病倍于男子，加以慈恋爱憎、嫉妒忧恚，染着坚牢，情不自抑，所以为病根深，疗之难瘥。"

妇人之病可达百种，但不外乎经、带、胎、产、杂五大类。每一大类、每一种病，都与喜、怒、急、忧、悲、恐、惊密切相关。尤其与怒、忧、悲、惊恐的联系更为明显：女人多心细，故而烦躁易怒的时候就多；女人多心软，故而忧愁的时候就多；女人多气血虚，故而易悲爱哭；女人多柔弱，故而胆小易受惊恐。

下面就分别论述一下：

1. **月经先期**　由忧愁日久，伤及脾胃，脾气虚弱，使脾不统血，以致月经提前来潮；或由急怒伤肝，肝火妄动，扰乱血海，导致月经先期而至。

2. **月经后期**　忧愁日久，伤及脾胃，亦可导致脾气虚弱，出现气血生化无源，血亏血少，故而月经延迟来潮；或忧愁抑郁，以致气滞血瘀，经血不能顺利排出，遂发生月经延后来潮。

3. **月经先后无定期**　情志抑郁，或急怒忧愁，均可导致气机运行不畅，使月经来潮先后没有定期。

4. **月经过多**　忧愁伤脾，脾气虚弱不能统血，月经便可增多；情志过极，郁而化火，火动血海，故而经量亦可增多。月经过多也可同月经先期同时出现。

5. **月经过少**　忧愁伤脾，脾失健运，生化无权，血液无以从生，血海不充，故而经量减少；或由急怒伤肝，导致气滞血瘀，血行不畅，亦可出现经量减少。

6. **经期延长**　忧愁、急怒、恐惧、惊吓等情志变化导致肝郁、脾虚、阴伤，均可发生气虚不固或热伤血海，出现经期延长。

7. **痛经**　急怒、抑郁伤肝，肝郁则气滞，气滞则血瘀，血瘀不通则疼痛。

8. **经间期出血**　抑郁日久，或急怒伤肝，均可导致内热，内热过重则可伤络动血，发生经间期出血。

9. **闭经**　闭经与情志的关系极为密切，只要七情内伤明显，就会发生气滞血瘀，血瘀不通则经血不行，从而导致闭经。

10. **崩漏**　情志抑郁，郁久化火，扰动血海，迫血妄行，形成崩漏；或情志所伤，发生气滞血瘀，血不归经，导致崩漏。

11. **经行乳房胀痛**　恚怒忧愁日久，致使气机郁滞，伤及肝脏，肝气郁滞，结于乳房，故而经行乳房胀痛。

12. **经行头痛**　情志内伤，气郁化火，经行时气火上逆作痛；或因情怀不舒，肝失条达，气机不宣，血行不畅，经行时巅顶脉络不通，因而作痛。

13. **经行吐衄**　平素性情抑郁，或郁怒伤肝，肝郁化火，火炎气逆，灼伤血络，血随气升，故上逆而为吐血、衄血。

14. **经行浮肿**　情志内伤，肝失条达，疏泄无权，气行不畅，血行受阻，滞而为肿。

15. **经行情志异常**　长期情怀不畅、情志郁结，导致肝郁脾虚，气血生化无权，气血不足，脏器失其所养，而发情志异常；或因郁久化火，炼液成痰，上蒙清窍，神明逆乱，遂致情志异常。

16. **带下病**　情怀抑郁，忧愁过度，损伤脾脏，致使脾脏不能化湿，湿邪流注下焦，而为带下。

17. **妊娠恶阻**　妊娠期间急怒伤肝，肝失和降，伤及脾胃，胃失和降，遂致呕恶。

18. **妊娠腹痛**　素性抑郁忧愁，妊娠期间复生急怒，使肝失条达，气行不畅，以致腹痛。

19. **胎漏、胎动不安**　七情所伤，郁结化热，热伤胎气，以致胎漏、胎动不安。

20. **堕胎、小产**　怒、急、悲、恐、惊、忧等情志异常损伤胎气，使胎气不固，遂致堕胎、小产。

21. **产后腹痛**　产后情志不畅，肝气郁结，瘀血内停，恶露当下不下，以致腹痛。

22. **缺乳**　产后情志异常，致使气机不畅，血流受阻，无以化生乳汁，导致缺乳。

23. **癥瘕**　七情内伤，气机郁滞，血行不畅，滞于胞中，结成癥瘕。

24. **不孕症**　情志不畅，气血失和，不能滋养胞宫，以致不孕。

外科疾病

外科疾病的种类也非常多，多数也与情志异常变化有关，如一些疮疡疾病，一些皮肤病，还有乳房疾病、瘿瘤、岩等也与情志异常联系密切。

1. **疮疡**　长期情志异常，或突然暴急、暴怒、大忧、大悲，导致或滞，或瘀，或热，或痰，各种邪气凝结肌肤肉脉而发疮疡。

2. **乳房疾病**　情志郁闷忧愁，导致肝气不舒而失条达，形成气滞血瘀，瘀结乳房而成肿核、脓痈。其中女性尤多于男性。

3. **瘿、瘤、石疽、岩**　多由七情所伤，气血凝留，聚而不散，发为上述诸证。

4. **脱疽**　长期情志异常，致使气机运行不畅。气行则血行，气滞则血瘀。血瘀下肢日久必发脱疽。

5. 内痈（肺痈、肝痈、胃痈、肠痈及多脏器炎性改变）　长期郁怒不得解，郁久化热；或急火暴发，伤及脏腑。二者均可导致体内脏腑痈成。

6. 疝气　情志抑郁，导致肝郁气滞，气机失于疏泄，筋脉不利而成；亦可因愤怒哭喊，气胀流窜，注于阴部而成疝气。

7. 皮肤病　多种皮肤病均与情志所伤、气郁化火、血瘀生热有着密切的关系。

8. 癌　癌是西医病名，散见于多种中医疾病之中。癌与情志异常极为密切，尤其长期的急、怒、忧、恐，是导致癌的重要精神因素。

其他疾病

其他还有眼科、五官科、肛肠科、男性病科、儿科等等。其中眼科疾病和情志变化最为密切，如怒急日久，气血行而不守，不用说肝主目，肝伤不能上荣于目而目伤，就是眼部的气血疾行也会直接伤目；忧愁日久，脾失健运，水谷精微无从可化，不能上荣于目；忧愁日久，脾不能升清，再多的水谷精微也不能上行入目；长期悲伤和恐惧也会伤及眼睛，使眼睛发生多种疾病。

儿科与情志变化论述较少，我个人认为不能不谈。目前独生子女较多，父母稍有一点不能满足孩子的要求，孩子就会生气、哭闹，也会因某些原因而忧愁和恐惧，更会因年龄小而容易受到惊吓。因此我们应该真正重视儿童的情志变化，在有效地监护好孩子之后，还要正确引导孩子，不但要孩子正常生长、发育，而且还要让孩子的心理能健康地发展。这需要家庭、学校以及全社会的不懈努力和积极配合。

以上分别列举了各科的一些常见病。这些疾病有的是因情志异常变化而发病，有的则是因情志异常变化而使病情加重。总的来说，情志异常变化对人体的危害是巨大的，涉及到了人体每一个脏器，人的一生的每一个阶段，甚至人的一生中的每一天。所以保持一个良好的心态和心情，是避免疾病发生的重要手段。对于病患者来说，能及时调节自己的情志情绪，对于疾病的治疗也会起到不可估量的作用，这就是所谓的"三分治，七分养"。"养"不单单是指饮食，更主要的是要养情志、养心态、养心情。

十九、情志变化的年龄特点

人的一生可分为很多阶段，刚出生的为婴儿，之后逐渐长成幼儿，从六七岁到十二三岁为儿童，从十三四岁到十六七岁为少年，从18岁到28岁为青年，从29岁到50岁为壮年，50岁以上为老年。这些分界线也不是很统一、很明确，论述起来极为复杂。

为了研究方便和理解容易，而且还要更符合各段年龄情志变化的特点，我们把人的一生分为四个阶段来论述。

第一阶段　　出生至小学毕业

此期孩子的主要生活特点是无忧无虑，过着饭来张口，衣来伸手的依赖生活。尤其是当今这个年代，生活水平提高了，而且每家几乎都是独生子女，孩子不但生活安逸，而且稍有不顺心就和父母要一要、闹一闹。所以此期除了喜悦就是生气了，生气对于孩子来说成了家常便饭。另外，由于这个阶段的孩子年龄偏小，五脏的发育还不十分健全，特别容易受到惊吓，也会经常害怕，因此，惊恐也是这个阶段的特点。

第二阶段　　中学至大学

此阶段虽然也是过着无忧无虑的生活，但这个阶段的学生不但有学习上的压力，要面临中考和高考的考验；同时还有逐步走向成人、走向社会的那种紧迫感；随着年龄的不断增长，他们还要考虑人际关系的问题。所以这个阶段的孩子不但有喜的情志，也有压力的存在，压力带给人的情志变化主要是焦虑、着急和担忧。因此，这个阶段的情志变化以喜、忧、急为主。

第三阶段　　开始工作至退休

学生离开校园，踏入社会的大门，绝大多数人会有一些不适应，比如找工作的问题、工作适应的问题、和领导的关系问题、和同事的关系问题等等，都是和在学校有所不同的，都需要用时间来适应；踏入工作岗位后，还要面对工作压力的问题；除工作以外还要考虑家庭的问题；结婚之后还要面临养家糊口、承担家庭责任和义务的问题，包括夫妻感情、抚养和教育儿女、赡养老人等等。随着年龄的不断增大，所面临的工作压力和家庭压力也会逐渐增大。

总之，参加工作以后，压力会越来越大，辛苦会越来越多，体力会越来越弱，情志也会越来越复杂。常会因工作的成就和家庭的幸福而喜悦，也会因工作的挫折和家庭的不幸而忧愁、悲伤和烦恼。所以这一阶段是人的一生中最为复杂的阶段，几乎所有的情志变化如喜、怒、急、忧、悲、恐、惊等都有所体验，其中尤以喜、怒、急、忧为主。

第四阶段　退休以后

退休是每个人的必经之路，也是人生的一大转折。人从上学到工作，忙忙碌碌、紧紧张张几十年，绝大多数的人都习以为常。突然间退休，什么工作也不做，完全没有任何约束，一部分人会觉得很轻松，感到终于可以无拘无束、自由自在地生活，享受人生晚年的快乐；而另一部分人则会很不适应，每天无所事事、漫无目的地生活，他们会感到很郁闷；而另一部分人则会陷入孤独的境地。所有的老年人都会有悲伤衰老、恐惧得病、害怕死亡的心理。所以退休以后的老人则主要表现出忧、悲、恐的情志变化。

以上分别论述了人生四大阶段的主要情志变化。每一阶段的情志变化也不尽相同，故不能一言以蔽之。既要看到共性，也不能忽略个性。要从多方面、多角度来研究他们、了解他们、关心他们。

二十、情志变化的性格特点

什么是性格呢？性格就是人在对人、对事物的态度和行为方式上所表现出来的心理特点。人的性格可分为很多种，因为每个人有每个人的个性，完全一样性格的人是不存在的，多少都有点差别，哪怕是一点点，也是会有差别的，就像中国的一句古话"一母生九子，九子各不同"说的一样，只不过有些人性格之间差别非常微小，可以算作同样的性格罢了。

我们在对性格进行研究时，可以把众多的性格分一分类。以往对性格的分类多仅限于内向型性格和外向型性格两种：把开朗豪放的、活泼好动的、善于表现自己的称之为外向型；把羞涩腼腆、沉默寡言、不爱表现自己的称之为内向型。研究证明，仅仅分此两类是远远不能体现性格的丰富内涵的，亦不能真正揭开性格的内在联系和外在表现，更不能准确地阐明性格与情志变化之间的关系。

我个人通过大量的观察、研究、归纳认为，把性格暂分为二十大类为好。

1. 豪爽大方型

此类性格的人办事爽快，出手大方，遇事多不与别人计较。平时情志变化不大，多以喜为主，一旦发怒即是大怒，甚至是暴怒。

2. 热情开朗型

此类性格的人爱说爱笑，欢快活泼，喜动不喜静，常能保持愉快的心情。即使遇到不愉快的事也能想得开，不会有过多的烦恼和恼怒。故不易发生情志变化所导致的疾病。但平时也会有怒、急、忧、恐的微妙表现。

3. 坚决果断型

此类性格的人办事讲究速度和效率，不拖泥带水。处理事情坚决、果断。情志方面以怒和急为主。

4. 冷静理智型

此类性格的人无论做什么事都能冷静地思考，三思而后行，考虑事情全面，但绝不是优柔寡断。此类人多能遇事不乱、不急、不躁，所以不易发生大的情志变化。但仍会出现怒、急、悲、恐。

5. 谦虚谨慎型

此类性格的人为人做事谦虚谨慎，不骄不躁，自己有错能及时地承认并改正，而且还能听进去别人的正确建议。因此此类人在情志方面变化不大。即使发生变化也是以郁怒为主。

6. 坚忍不拔型

此类性格的人做事持之以恒，遇到困难积极解决，不会向困难低头，也不会向危险屈服。多种情志变化都能体会到，但都可以从容地面对。

7. 幽默浪漫型

此类性格的人说话具有幽默感，而且处事浪漫，常常发生喜的情志变化。

8. 百依百顺型

此类性格的人比较温顺，容易顺从别人的意见，自己却没有主见。因为轻易不会同别人争论是非对错，所以不易发生恼怒、急躁的情志变化。但由于此性格的人容易错过好机会，所以易发生忧、悲、急的情志变化。

9. 沉默寡言型

此类性格的人平时不爱多说话，更不爱在人前表现自己，但多数人心里非常有数。遇到不愉快的事也不愿意与亲朋好友诉说，总是憋在心里。所以易发生悲、急、郁怒的情志变化。

10. 固执倔强型

此类性格的人认死理，固执，不易接受别人的意见及建议，容易钻牛角尖；同时还有强硬，任何人都不服的性格。所以在情志变化方面以怒为主，次有急、忧、悲的存在。

11. 傲慢无理型

此类性格的人无论什么时候都非常傲慢，骄傲自满，自以为是，有时甚至刚愎自用。这一类人特别容易将自己置于孤立的位置。所以容易发生过喜和过悲，有时也会发生过怒的情志变化。

12. 优柔寡断型

此类性格的人在做任何事情时，尤其是需要做出快速决断的事情时，总是优柔寡断，前怕狼、后怕虎，唯唯诺诺，迟迟不敢做出明确的决定。这一类性格的人在情志变化方面最易发生的就是恐、忧、悲。

13. 畏手畏脚型

此类性格的人天生胆小如鼠，稍有点压力或恐惧，便会停滞不前。这一类人极易发生恐、惊的情志变化。

14. 粗鲁莽撞型

此类性格的人做事大脑容易发热、莽撞、不加思考、不计后果、爱冲动。易发生怒、悲的情志变化。

15. 斤斤计较型

此类性格的人做什么事都斤斤计较，恐怕自己吃亏，更想占便宜，为了自己能得到好处，全然不顾他人的利益受不受侵害，属于自私自利的人。在情志变化方面，当然以忧和怒为主，最终会以悲收场。

16. 疑神疑鬼型

此类性格的人疑心特别重，总怀疑别人会对自己有敌意。这种性格的人易发生忧、恐、怒的情志变化，甚至发生自闭。

17. 意志薄弱型

此类性格的人意志薄弱，做任何事情不能坚持到底，极易半途而废，易发生悲的情志变化。

18. 自暴自弃型

此类性格的人没有远大的目标，而且对自己没有信心，自暴自弃，易发生忧、恐、悲的情志变化。

19. 腼腆害羞型

此类性格的人不一定是胆小，而是总不好意思和其他人接触，原因是多方面的，易发生恐的情志变化。

20. 好高骛远型

此类性格的人不能准确衡量自己的能力，小事不愿做，大事还做不成，易发生悲、急、怒的情志变化。

以上讲述了常见的有代表性的性格特征，以及各种性格与情志异常的关系特点。这仅仅是主要的普遍存在的，还有很多次要的性格特点没有讲述。

在一个人所具有的性格当中，多以一种性格为主，兼见几个其他性格。而一个人的主要性格也是可以变的。虽然说"江山易改，本性难移"，但随着环境的变化，人的性格也是会随之变化。性格改变了，情志也同样会发生变化。所以我们在研究人的性格以及情志变化时，要考虑到这一点。这样才能有的放矢地研究人当时的性格特点、情志变化，并采取相应合理的调节情志的方法。

二十一、情志变化的季节特点

影响情志变化的因素非常多，也非常复杂。在这错综复杂的因素及变化中，季节的变化对情志变化的影响也是不容忽视的，人的情志也会随着季节气候的变化而发生改变。

春季　春季的特点是阴气逐渐减弱，而阳气逐渐上升，阴消阳长，万物复苏。这个季节由于天地之间的阳气都开始浮动和上升，所以人体也会有两种变化，第一可以使人体内的阳气上升，人们会有浮躁的感觉；第二也会使人体内的邪气上升，使一些疾病抬头，在民间就有"春草芽一发，万病复苏"的说法。因此，这个季节人所表现出来的情志变化除了有春暖花开的喜悦之外，还会有易上火、易怒、心情浮躁等等。

夏季 夏季的特点是炎热，阳气上升到顶点，人们会因阳光明媚、鲜花遍地而喜出望外，这是夏季带给人们的第一个感觉。民间还有"伏天好人三分病"之说，意思是说一到了炎热的夏季，尤其是三伏天，人就会得这样那样的疾病，即使没病，也会表现出来像病了一样。这是因为炎热会使人大量出汗，汗出多了，就会损伤阴液，阴液减少了，阳气就会随之逐渐消散，人就会出现咽干、口渴、乏力等症状。情志上则会出现烦躁不安、心烦意乱的变化等。

秋季 秋季的特点是阳气逐渐转弱，阴气逐渐增强，同时还多伴有秋燥少湿润的现象。这个季节除了硕果累累、天高云淡、秋高气爽的愉悦之外，由于鲜花逐渐凋零、落叶时常飞舞、草木开始干枯的原因，人们还会有一种莫名其妙的伤感。所以这个季节人的情志会从情志高昂逐渐向情志低沉转变。尤其是老年人，当看到满地落叶、到处凄凉的景色时，他们会想到一年又过去了，又老了一些，心里自然而然地会有些悲伤、凄楚的感觉。

冬季 冬季的特点是寒冷。此时人的阳气降至最低，阴气最盛。尤其是在千里冰封、万里雪飘的天气里，人们会感觉到异常寒冷，情志变化也会由伤感迅速转变为易悲伤；又因为冬季白天很短，夜晚很长，人们还会有易恐惧、易惊吓的感觉甚至遭遇；还因为冬天寒冷，做什么都不方便，人们又会有生气、烦恼的时候，骂几句这么冷的鬼天气自然是家常便饭。所以冬天的情志变化是多方面的，但尤以怒、急、恐、忧为主。

以上初步探讨了春、夏、秋、冬一年四季与情志变化的关系。从上面的讨论来看，四季的这些情志变化特点和五脏、五行是基本一致的：春与肝五行均属木，肝在志为怒与急，春季时人也易怒、爱发急；夏与心五行均属火，心在志为喜，夏季时人也多喜；秋与肺五行均属金，肺在志为悲，秋季时人也好悲；冬与肾五行均属水，肾在志为恐与惊，冬天人也总是易恐惧和易受惊吓。所以我们研究季节与情志变化的联系对情志变化的四季调节是很有必要的。

二十二、情志变化的气候特点

气候的好坏对人们的情志的影响是非常大的，这一点每个人都有所体会，我们经常会听到有人诅咒恶劣的天气。所以气候对人们情志的影响是不容忽视的。那么气候对人的情志都有哪些影响呢？下面我们就扼要地阐述一下。

晴朗的天气　人在晴朗的天气里，由于阳光明媚，空气清新，心情会格外喜悦和舒畅。尤其是在晴空万里、温度适宜的环境中，恐怕只有高兴的份，不会有任何伤感。就是有忧愁、烦恼、伤悲的事，若置于此种环境中，也会云消雾散的。所以晴朗的天气人多喜悦。

风沙的天气　风沙的天气主要使人变得烦躁、易怒。风沙的天气一方面可以使人出行受阻，行走艰难，有时还会给人带来危险；另一方面还可以污染环境，弄得人们满面灰尘、满身尘土，不能不使人发急、生气、烦躁，讨厌、憎恨这样的鬼天气。

阴雨的天气　人在阴雨的天气里多表现出心情压抑、悲观、烦躁。因为阴雨天阳气弱，阴气盛，此时人就会表现出具有阴性性质的情志变化，而忧愁、悲伤、压抑都属于阴性性质的情志变化，所以在阴雨天就容易出现这些属于阴性的情志变化。另外阴雨天空气潮湿，尤其是连雨天，一下雨很多天不晴，更会让人感觉到摸哪哪潮，到处湿漉漉的，使人心里特别烦躁、恼怒。如果要是赶到农民急需下地伺候庄稼时，却因下雨不能干活，农民心里会心急如焚。就是城里的上班族因下雨不能及时上班，心里也会火冒三丈。

雪雾的天气　雪雾的天气也会让人表现出和阴雨天相类似的情志变化。因为都属于阴性性质的情志变化。大雾的天气能见度极差，会给人们出行带来困难甚至危险；下雪的天气一般都比较寒冷，而且路面也会很滑，也会明显影响交通。所以一遇到雪雾的天气除了有那么一点点观赏价值以外，恐怕剩下的只有忧愁、着急甚至恼怒了。

本篇主要讨论了气候与情志变化的关系。在临床上要更细致、更全面地分析情志变化的原因，以便更好地有的放矢地调节患者的情志。气候是自然界的产物，是不以人的意志为转移的。我们要因势利导，更恰当地解决好患者的情志异常。

二十三、情志变化的时间、空间特点

情志变化和不同的时间、不同的空间也是有着密切联系的。

时间与情志的关系

清晨是一天中空气最清新的时候，因为经过了一夜的尘埃落定，空气中的杂质降至最低，所以人们才会感到清爽怡人。但此时阴气还是非常重，因此不宜长时间做户外活动，待太阳出来后，阳气逐渐变强再出门，这样才能有益健康。

上午是人的大脑最清醒的时候，也是一天中比较舒适、比较高兴的时候。因为上午空气的质量较清晨还没有大的变化，人的身体又经过了一夜的调整，所以上午是心情很好的时段。

下午阳气逐渐减弱，体力、心力也开始逐渐下降，再加之环境的嘈杂和污染的逐渐加重，人会感到疲乏和烦躁。

傍晚时阳气转弱，阴气变强，再加上一天的劳累，人们会越来越筋疲力尽，心烦不安，易怒，甚至有的人连晚饭都不想吃。

晚上是阳气最弱、阴气最强的时候，人也会开始转入静态。如睡眠好的人可以很快进入梦乡；睡眠不好甚至失眠的人，就开始因为睡不着而烦躁、着急，甚至生气。

空间与情志的关系

宽阔的广场、通畅的大街、乡间一望无际的麦浪、一眼望不到边的大海、一眼望不到头的大江，这些宽敞的场所会给人以心胸开阔、忘记忧愁、忘记烦恼的感觉；与此相反，那些狭小的、拥挤的、阻碍视线的场地，则会给人一种十分压抑、郁闷、即使想高兴也高兴不起来的感觉。所以为了有一个良好的心情，我们可以经常到那些宽敞的地方走一走，调整一下自己的情志。

环境的颜色也很重要。明亮的地方会使人心情愉快；晦暗的地方会使人心情郁闷、烦恼。适宜的颜色可以让你赏心悦目；不适宜的颜色则使你心烦意乱。什么颜色适合你是因人而异的。

上面简单介绍了情志变化与时间、空间的关系特点。

这些关系特点并不是绝对的、一成不变的、适合每一类人的，例如一个人喜欢热闹，你如果把他一个人放到辽阔的草原上，他会憋得发疯，相反吵闹的集市或拥挤不堪的舞厅他倒会觉得快乐无穷；一个喜欢寂静的人，你如果把他放到舞厅，会把他吵得要死。这就是因人而异的辨证施治。切不可千篇一律，墨守成规。

二十四、情志变化的地域特点

古代有一句非常有哲理的话，叫作"一方水土养育一方人"。什么意思呢？就是说由于地域的不同，水土就不同。水土如果不同，它所养育的人的性格就不同，甚至连人的才能都不同。从这一点可以看出在很早以前的古人就已经注意到了水土对人的脾气秉性以及才能的影响。

进入 20 世纪、21 世纪，医学科技虽然有了突飞猛进的发展，但对情志异常与地域的关系的研究几乎是空白的。对于此类课题的研究既需要思维上的突破，更需要先进的检测仪器。要把我们国家的土地根据具体的特点需要划分成若干个小区域，再对这些区域的人的性格做一个细致的调查、分析、归纳，总结出本地区的人的共有性格特点；同时还要对这一区域的水土的各种营养素进行检测，找出每个营养素横向的差别；而后再把这一区域的情志变化与各种营养素相联系；最后再汇总全国的各个区域的情志变化与营养素的关系，排列出一个非常系统而又非常科学的对照表。我们就可以从这个表格中找到某一区域的情志变化的原因是什么营养素缺乏造成的，还是什么营养素过高造成的。什么营养素缺乏我们就补充这种营养素，什么营养素过高我们就改造过高的营养素。不难看出，这一工程是非常庞大的和复杂的，但又是非常有必要去做、去研究的。因为通过这项研究就可以搞清楚各地水土营养素的差别，也能搞清楚各地人们性格的差别，并从中找出它们与情志的联系，以利于纠正由于水土营养素的不均衡而导致的情志异常。

　　由于时间有限，我们对地域与情志变化的关系研究得也非常少，只是观察分析了一些表面的现象，主要对不同地区来哈尔滨上班的外来人员做了一些接触研究。从中发现，从某一地区来的外来人员的性格大多数比较温顺而谨慎，为人做事能三思而后行，遇到对自己有伤害的行为时能克制，不轻易发怒；而有的地区来的外来人员的性格就比较直率，敢说敢做，敢爱敢恨；还有的地区来的外来人员则性格比较鲁莽，做事多不加考虑，爱冲动。

　　我们认为，中医理论中情志变化的总病机为气血阴阳失调。每一个地区的水土质量不同，对气血阴阳的调节作用就不同。有的地区的水土所含营养物质可以益气血，有的地区的水土所含营养物质可以调阴阳；而有的地区的水土所含营养物质就不能有效地益气血、调阴阳，就会引起气血阴阳的不平衡，就会产生各种情志的异常变化。就像有的地区产的大米好吃，有的地区产的麦面好吃，而有的地区产的某种蔬菜好吃一样。甲状腺功能亢进、克山病等地方病也是如此，都是因为水土中所含营养物质有差别所致。

　　所以能够有机会全面研究地域与情志之间关系的课

题，对于情志变化的调节定会产生巨大的推动作用。这一课题有待于有条件的时候，我们每个人的参与，大家共同来完成。

二十五、情志理论与心理学的关系

情志理论最精华的部分就是喜、怒、急、忧、悲、恐、惊等七种情志变化的内容。具体内容我们已在前面比较详细地讨论过了，这里不再赘述。本篇主要谈论的是中医学中的情志理论与现代医学中的心理学理论之间的关系。

要想谈论它们之间的关系，首先要知道什么是心理和心理学。

那么什么是心理呢？

现代心理教材把心理定义为心理是人的感觉、知觉、记忆、思维、情绪、情感、性格和能力的总称。

那么什么是心理学呢？

心理学就是研究和探讨人的心理的形成、发展和变化的科学。

心理学在西方医学中已经被研究了一百多年，并形成了较为完整的科学理论，对人类的心理健康起到了很大的促进作用。进入 21 世纪以来，心理学越来越为医学界甚至整个人类社会所重视。而我国的心理学则形成较晚，近些年才逐步运用于临床。虽然如此，但我国心理学的相关研究早在几千年前就已开始，只不过那时没有心理学这个概念，那时是把心理学的内容放到五志七情理论中加以研究。所以心理学在中医学中形成也极早，是和中医学的逐步形成发展而同步产生的，散见于各种疾病和典籍中。

谈起心理学的概念，我领会现代的心理学书籍是把人的大脑的整个功能都包括在"心理学"之内。

我个人认为人的大脑的功能可分为两个方面：

第一是指本能及智商能力，也就是感觉、知觉、记忆、研究创造等的能力。

第二才是心理活动，包括情绪、情感、性格、意志、动机以及对待人与事物的态度等。

大脑思维的这两个方面是迥然不同的，是需要截然分开的，二者只能说有着极为密切的联系，但是绝对不能混淆。人的劳动可分为脑力劳动和体力劳动两种。脑力劳动依靠的是智商，体力劳动依靠的力气。也就是说智商和力气一样，都是劳动所必备的条件。人的力气大就可以搬运更重的东西，人的智商高就可以创造更先进的技术或更多的财富。所以智商和力气都不属于情志的范畴。一个连 1 + 1 都不知道等于几的人，我们只能认为他智商特别低，是心智不全。绝不能说他心理有问题。因此我们有必要把人的"感觉、知觉、记忆、普通思维、研究创造等的能力表现"从"心理学"中区分开来，只能认定"情绪、情感、性格、意志、动机、对待人与事物的态度"才是"心理学"的真正内容。

由于目前时间紧迫，等待以后有闲暇之时再对"心理"概念的内涵和外延另加论述。这里依然按现代心理学的内容加以分析。

心理学的临床分类非常多,主要包括:普通心理学、发展心理学、社会心理学、医学心理学、变态心理学、健康心理学、犯罪心理学等等。几乎渗透到各个领域,只要有行业的区分就会有相应的心理学;只要有人类的存在,就会有各式各样的心理学。但无论是哪种心理学,都是以人的心理活动变化为研究中心。而人的心理活动变化又不可避免地会伴随情志的变化。所以中医学中的情志与现代的心理学的关系是非常密切的,只有把情志变化研究明白,人的心理才能研究透彻。

尽管心理学的分类非常多,但它们的共同研究内容则离不开四个方面,第一是认知;第二是情绪、情感、意志;第三是需要和动机;第四是能力、气质、性格。

下面就分别简述一下心理学基本内容的概念以及它们与情志变化的关系。

第一,认知

是指人认识外界事物的过程,包括感觉、知觉、记忆、思维、言语等。这些方面和情志的关系都很密切,总有千丝万缕的联系。感觉和知觉比较相近,但知觉必须是某一物质与身体的某一部位接触后才能获得的感觉;而感觉则不一定要和身体接触,有的是靠心里感应,比如爱和恨就是心里感觉。不论是感觉还是知觉,一旦相应的功能有所下降,就会出现感觉不到或肢体麻木没有了知觉。这时必然会影响到人的情志。例如一位男孩爱上了一位非常优秀的女孩，而这位女孩在心里也爱上了这位男孩，但这位男孩却没有感觉到这位女孩的爱，错过了机会，失去了一次真爱，等若干年以后这位男孩知道实情可能会懊悔一辈子。在同事、朋友的交往上，甚至在生意场上，也会遇到由于没有感觉到的好事、坏事而后悔、恼怒的。知觉也是如此，当人的身体或某一部位失去了知觉，人就会非常痛苦。脑血管病导致的半身不遂、糖尿病的神经末梢并发症都是有力的例证。另外记忆力不好、学习记不住会着急、生气；语言有障碍会着急、生气；思维迟缓、反应迟钝也会着急、生气。总之，认知的各个方面都与情志有关。

第二，情绪、情感、意志

情绪和情感是对外界事物的态度和内心的体验。情感和情绪本身就是情志的范畴，无论是情感的喜欢、憎恨，还是情绪的心境、激情、应急，都是情志变化的具体体现。

情感中的喜欢自然要归入到喜的范畴；憎恨主要和怒相关联。

情绪中的心境是微弱而持久的情绪体验，如愉快、忧郁、胆怯等，愉快属喜，忧郁属忧，胆怯属恐。情绪中的激情则是强烈的暴发式的短暂的情绪体验，如暴怒、狂欢、绝望等，暴怒属怒，狂欢属喜，绝望属忧和悲。情绪中的应急是在危险情况下出现的极强烈的情绪体验，如地震、车祸、火灾、水灾时心里出现的惊吓、着急、恐惧悲伤等应激状态。这些心理变化明显应归属情志中的惊、急、恐、悲的范畴。因为每个人遇到水灾、火灾、地震、车祸等突发事件时首先出现的反应就是惊乱、不知所措，这一瞬间大脑几乎处于空白状态；之后是恐慌，害怕自身或他人的生命和财产受到损害；当大脑的思维能力迅速趋于正常时就开始着急，急于摆脱这种危险的境地；如果希望渺茫或身体及贵重物品受到伤害时还会因此而悲伤。这就是人遇到祸从天降时心理反应的四个发展步骤，几乎无人能例外。所以应急时的种种表现应归入惊、恐、急、悲的范畴。

意志是人自觉定下目标并达到这一目标的一系列心理活动。主要分为坚强和薄弱。意志坚强就容易实现目标，目标实现了自然就会喜悦；意志薄弱的就容易半途而废，就容易发生着急、生气、悲伤的情志变化。

第三，需要和动机

需要是对维持其生命以及丰富其生活所必需的客观物质条件的反映。人的需求低了人就容易满足，这叫知足者常乐；人的需求高了得不到满足，人就会着急、生气。

动机是推动人从事某种活动，并朝着一定目标前进的心理活动。当人们为自己的需求而产生各种行动动机时，自食其力的动机就会使人享受胜利的快乐；如果产生损人又不利己的动机并付之于行动时，无论是身体上还是精神上都要受到惩罚。

第四，能力、气质、性格

能力是指能够完成某项工作任务所必须具备的心理

条件。人的能力强了干工作就会得心应手，工作成绩就好，心里就高兴；反之，人的能力差，干工作困难就多，成绩就差，心里就不快。

气质是表现在心理活动的速度、强度和稳定性方面的人格特征以及容貌、形体和衣着的外在表现。气质好的精神面貌就好，心里就愉快；气质差的，连别人看了都不痛快，自己怎么能痛快。

性格表现在对事物的态度和习惯化了的行为方式上的人格特征。性格方面的内容已在前面"情志异常的性格特点"中讲过了，这里也不赘述。

以上简要叙述了人的各种心理学所要阐明的具有共性的心理表现以及和情志变化的联系。虽然心理学的内容繁多，但人的各种心理变化最终都要通过各种表情行为表现出来，只不过有些人表现得比较快、比较明显一些，这种情况有的人认为是"自制能力差""城府不深"，甚至有的人用"缺少涵养"来形容；有些人则表现得比较慢，不明显，甚至心里波动非常大，而表面上看不出有任何异常的表情，所以有的人用"泰然自若""处乱不惊""喜怒不形于色"来形容。但是无论他是急于表现，还是隐藏心底，都说明他已经发生了心理变化，这种变化最终都要以喜、怒、急、忧、悲、恐、惊这七种情志来体现出来。因此心理学和七种情志是浑然一体、不可分割的关系。

下面我们再从心理学经常提到的、更是当代经济社会无法避免的、也是每一个人都要面临的心理变化谈起，这就是紧张和压力。

我们首先谈一谈紧张

紧张可分为两种，一个是工作紧张，再一个是心理紧张。

工作紧张是指工作量大且可利用的时间短，所以要想完成全部工作，就得加快工作速度，提高工作效率，这之中肯定有急的情志的存在。

心理紧张也可称作精神紧张，是在应对并不是特别突然的事情发生时所产生的心理反应。人为什么会紧张呢？主要是因为人对他自己所要完成的工作准备不够，信心不足。打个比方说，领导让你给本单位的全体员工讲一讲你在工作中是如何取得优异成绩的，你如果不是专业演讲师，你马上就会紧张，尤其是在你即将要走上讲台的一段时间，你会心慌、手心出汗，甚至全身出汗。因为你怕站在同事面前，怕在众目睽睽之下说错了话，怕语句不通顺，怕用词不当，怕没有话说。正是因为有了这些怕，你才会紧张。我敢说就是那些专业的演讲师在第一次第二次演讲时也会紧张。所以紧张和情志中的恐关系密切。

下面着重谈一谈压力的问题

在现今的社会里，由于商品经济的大潮不断地冲击着人们，使每一个社会人都感觉压力骤然增大。这可从三个方面来论述：

从个人的角度讲，你的工作能力差你就会下岗，你的社交能力低你就会感到孤独和无助，你和领导搞不好关系你就会降职，你完不成各种任务你的工资待遇就会受到影响，你处理不好家庭琐事你的家庭就会出现危机。

从竞争的角度讲，同一行业的单位与单位之间竞争越来越激烈，同一单位中的同事与同事之间竞争气氛也越来越浓郁。

从攀比的角度讲，你买豪宅我就想买别墅，你买奥迪我就想买宝马，你天天吃山珍海味我就顿顿去大酒店。这些事情都使人感到压力越来越重。

那么压力是怎样形成的呢？压力形成主要有三个原因：

第一，恐惧的心理

人在压力面前之所以恐惧，是因为他的能力差，业务素质低，怕不能完成所做的工作。

第二，担忧的心理

担忧的心理主要来源于对自己的信心不足。你虽然掌握了游刃有余的技术技巧，但你心理素质差，总担心工作难度大，自己不能应对，因此你就不能积极地想办法，不能全神贯注地投入到工作中。在这种心理的左右下，你的聪明才智得不到应有的发挥，最终必然以失败而告终。

第三，急迫的心理

在我们日常生活和工作中，经常会遇到因工作和生活而着急的情况，比如工作进展不顺利，员工能力提高慢，别人工资高你撵不上，别的老板买别墅你的钱不够等等，这些都会让人着急。

　　压力是一把双刃剑，既可造就一些人使他们成功，也可毁灭一些人使他们失败，甚至堕落。因压力而堕落的人心理是扭曲的，扭曲的必经之路首先是由压力转变为情志变化，之后才扭曲。那么压力和情志变化有什么联系呢？从上面讲的压力形成的原因即可看出，压力和情志变化中的恐、忧、急有非常密切的关系。把压力变成动力而成功的，必然有喜悦的体会。因压力大不能承受而堕落的还会有怒、悲的加入。所以压力和情志变化不是孤立存在的，是相互渗透、互为因果的。

　　上面主要讲了情志变化与心理学的关系问题。在目前商品经济的浪潮中，我们每一个人都要勇敢地面对现实，及时调节情志，做到胜不骄、败不馁、急不躁、压不垮，以良好的心理素质去创造未来，改造人生。

二十六、七情并非人类专利

　　喜、怒、急、忧、悲、恐、惊称为七情，包括了所有的情绪情感的变化。这些变化都会通过人的心理活动以及面部表情表现出来，比如你喜欢某一个人或某一个物品，那么当你看到甚至想到他（它）时，你就会表现出高兴、快乐和喜悦；反之，当你讨厌某一个人或某一个物品，如果你见到甚至想到他（它）时，你就会表现出来心里不快、反感生气，甚至会有怒不可遏的心理。这在我们日常生活中是极为普遍的，每一个人都会有这样的经历和心理变化，以及反映在脸上的面部表情。

其实，七情不光是表现在人类这种高级动物的心里和身上，其他很多动物也会表现出喜、怒、忧、急、悲、恐、惊的情志变化。大家都非常熟悉"惊弓之鸟"这个成语典故，这个典故是说：有一只受过伤的鸟，在伤口还未完全愈合就飞上天空，飞得很慢，还不时地哀鸣。魏国有一位叫更嬴的人看出这只鸟的情况，便拉满未上箭的弓，突然一松，那只鸟使劲扇动了几下翅膀便掉了下来。为什么鸟并没中箭便会掉下来呢？原来拉放未上箭的弓弦也会发出类似射箭时的声音，那只受伤的鸟在上次受箭伤时已把弓弦的声音牢牢地刻在脑海里，这次艰难地飞上天空，突然听到完全相同的弓弦的声音时，鸟以为又有箭射向它，所以吓坏了，紧忙扇动翅膀想躲开箭，不料使劲过猛，尚未愈合的箭伤崩裂，鸟不能继续飞行，故而跌落下来。从这个典故可以看出，惊、恐这两个情志变化的确不只人有，鸟一类的低级动物也有。了解了这些我们就不难理解打草惊蛇、敲山震虎、杀鸡骇猴的深刻含义了。

动物不但有惊、恐的情志变化，而且还会有其他的情志变化。

你如果把任何一个动物圈起来，长时间不让它出去，它就会急得直叫，甚至上蹿下跳。

有很多人见到过屠夫杀牛的场面。杀牛时，在被杀的牛的哀叫之后，在场的其他牛多数会掉泪。这就是牛在听到同伴的哀叫之后所表现出来的悲哀；大象也会为死去的同伴共同肃立默哀。

狗是人类忠实的朋友，假如你和你所养的狗好久未见面，当你再和你的狗见面时，你的狗会异常兴奋，往你的身上扑，和你亲昵；据国外报道，狮子和以前的主人见面后也会拥抱；甚至连凶狠的蟒蛇与它的主人都能友好地相处。

前几年有一份报纸报道了一则新闻，具体的时间我记不清楚了，但内容记忆犹新。报道的是东北的一个农户，因为燕子在屋里筑巢，把屋子弄得很脏，屋子主人一气之下把燕窝给破坏掉。不一会儿燕子回来见自己的窝巢不见了，只好飞走，主人很高兴。可燕子飞走时间不长奇观出现了，成千上万的燕子一下子落满了这家农户的房檐下，窗户上，房门上，叽叽喳喳叫个不停，像要把这家人全吃掉一样，吓得这家人不敢开门、开窗。一直僵持了几十分钟，燕子才慢慢离去。为什么燕子会聚众来攻击农户家呢？原因很简单，就是那只燕子看到自己辛辛苦苦筑起的窝巢被人弄坏了非常气愤，这才飞走招呼来众多的伙伴来报复。所谓"人有人言，兽有兽语"，同类动物之间也会用其特殊的语言来表达它们的喜怒等情志和一些简单初始的心理变化。这方面还有待于中外的生物学家们做更多更深入的专门研究。

要想了解动物所具有情志和心理变化，还有很多例子可举。大约是在 2006 年前后，中央电视台的《科技博览》栏目讲了一个真实感人而又恐怖的故事。故事讲的是我国的北方狼比较多，经常会对当地的人和畜造成伤害。有一个村庄一连几天都有狼进入，每次进入都会咬死几头猪或几只羊，人们非常气愤，可就是打不着。人们便顺着狼走过留下的痕迹找到了狼窝，发现大狼不在，只有狼崽在窝内，村民就把狼崽带回村内，找个有利的地点挖了个很深的坑，把狼崽放了进去，想用这种方法引大狼跳进去好打死它们。不出所料，时间不长母狼先找到坑前，一见狼崽在坑里，毫不犹豫地跳了下去，想救狼崽出来，可跳下去就上不来了。不一会公狼也来到坑前，见母狼和狼崽都在坑里，公狼却没有急于跳下去。它先在坑边转来转去，然后就到附近叼来一些像树枝、木棒等东西扔进坑，企图用这种方法把坑填平来救母狼和狼崽。由于坑太深，而东西太少，营救没有成功。公狼继续绕着大坑转圈，不断地和坑内的母狼相互嗥叫。又过了很久，公狼再也看不到希望，也筋疲力尽了，一纵身跳进坑内，和母狼及其狼崽相依至死。

　　为什么要给大家讲这么多动物的故事呢？目的在于：第一，是要强调动物的确具有情志变化，诸如喜、怒、急、忧、悲、恐、惊以及爱和恨等等，只要人类有的动物都有，只不过不像人类那样复杂。从中我们也可以悟出动物的一些表现远远出乎人们的意料，不能简简单单地只用一个"本能"来概括动物的本质，还有很多动物的奥秘没有被发现，尚有广阔的研究空间。第二，同时人类也要爱护动物。本来人类和动物生存在同一个地球上，理应成为好朋友，这样对人的情志也有调节作用，养宠物给人带来快乐就是鲜活的例子。有些动物伤人是由于饥饿；而有些动物伤人是由于它认为你要伤害它，它才做出自我保护的本能反应。

　　谈到这里有的人一定会问我，"你一直在谈人的情志异常，怎么又说起动物的情志来了？"我的本意是要通过这篇文章来呼唤人们，要爱护动物，保护我们的自然环境和生态环境。因为动物也有七情，也会因七情过极而使身体受到伤害。同时很有可能对人类造成伤害，使人类发生情志变化。

下篇　治疗篇

一、中药疗法

中药在整个中医学领域中占有极为重要的地位，广泛地应用于中医临床，并实用于中医临床各科的治疗。在中医调理情志异常的临床中，中药仍发挥了主流的作用，绝大多数的情志疾病都可以应用中药来调理治疗。

（一）具有调节情志的主要药物

安神类

1. **龙骨**　功效：平肝潜阳，镇静安神，收敛固涩。性味：甘、涩，微寒。归心、肝经。主要用于阴虚阳亢所致的烦躁易怒、头晕目眩、神志不安、心悸失眠等证。为治疗情志、神志疾病的要药。

2. **合欢皮**　功效：安神解郁，活血消肿。性味：甘，平。归心、肝经。主治各种因素所致的愤怒忧郁、虚烦不安、健忘失眠等证。为治疗情志异常的常用药。需久服，方有效。

3. **酸枣仁**　功效：养心安神，敛汗。性味：甘，平。归心、肝经。为滋养性安神药，临床极为常用，既能养心，又能养肝。主要用于心肝血虚的虚烦、失眠、惊悸怔忡等证。

4. 灵芝　功效：养心安神，补气益血，止咳平喘。性味：淡，微苦，温。归心、肝、肺经。灵芝的治疗范围很广，对五脏六腑的疾病皆有治疗作用，尤以心、肺为主；灵芝的治疗效果很好，在对症治疗的前提下，很多顽疾皆能治愈。所以千百年来人们几乎把灵芝定格为"灵丹妙药"。安神定志的功用也就不用多言。

5. 远志　功效：宁心安神，祛痰开窍，消痈肿。性味：辛、苦，微温。归心、肺经。主治心神不宁、惊悸、失眠、健忘以及痰阻心窍所致的精神错乱、神志恍惚等证。

其他安神药与平肝潜阳药如：朱砂、磁石、琥珀、柏子仁、夜交藤、牡蛎、珍珠母等同样有调节情志的作用。

理气类

1. 柴胡　功效：和解退热，疏肝解郁，升举阳气。性味：苦、辛，微寒。归心包络、肝、三焦、胆经。主治肝气郁结所引起的急躁易怒、胁肋胀痛、头痛、月经不调等证。为治疗情志异常的常用药。

2. 香附　功效：疏肝理气，调经止痛。性味：辛、微苦、微甘，平。归肝、三焦经。主治肝气郁滞所引起的情志不舒、胁肋脘腹胀痛、月经不调、乳房胀痛等证。为妇科疏肝解郁常用药。

补益类

1. **人参** 功效：大补元气，补脾益肺，生津止渴，安神增智。性味：甘、微苦，微温。归脾、肺经。主治气血不足、脾肺气虚所致的诸症，以及心神不安、失眠多梦、惊悸健忘等症。

2. **五味子** 功效：敛肺滋肾，生津敛汗，涩精止泻，宁心安神。性味：酸、温。归肺、肾、心经。主治久咳虚喘、津伤口渴等等，以及心悸、失眠、多梦、虚烦等证。

3. **大枣** 功效：补中益气，养心安神。性味：甘、温。归脾、胃经。主治中气不足的体倦乏力、食少便溏，以及血虚所致的虚烦不眠、精神不安。

4. **百合** 功效：润肺止咳，清心安神。性味：甘，微寒。归肺、心经。主治肺热咳嗽，以及虚烦惊悸、失眠多梦等症。

补益药当中还有如白芍、阿胶、麦冬、甘草等调节情志疗效也很好，只需对症用药。

5. **麦冬** 功效：润肺养阴，益胃生津，清心除烦。性味：甘、微苦、微寒。归肺、心、胃经。主治心烦失眠，胃阴不足，燥咳痰黏。

其他类

还有清热药中的石膏、知母、芦根、栀子，活血化瘀药中的丹参等在调节情志异常方面也有确切的疗效。

这里就不再一一叙述。

（二）具有调节情志的主要方剂

1. **甘麦大枣汤**　这是医圣张仲景的方剂，此方只由甘草、小麦、大枣三味药组成。

主治由心虚、肝郁而致的脏躁之疾。脏躁的主要表现是精神恍惚、常悲伤欲哭、不能自主、睡眠不安，甚则言行失常等症。

方中甘草补心肺之虚、和中养心；大枣养血安神、补中益气；小麦养心益脾、除烦止渴。三味甘药共用，可以达到甘缓滋补、柔肝缓急、宁心安神之效。如能在使用时略加疏肝之品疗效会更佳。笔者也常将小麦换作麦冬，效果更好。

2. **定志丸**　出自《杂病源流犀烛》。由人参、茯苓、伏神、菖蒲、远志、朱砂组成。

功用：补心益智，镇怯安神。

主治：心怯善恐、夜卧不安等症。

3. **朱砂安神丸**　出自《医学发明》。由朱砂、黄连、炙甘草、生地黄、当归组成。

功用：镇心安神，泻火养阴。

主治：心烦神乱、失眠多梦、怔忡惊悸等等。

4. **酸枣仁汤**　出自《金匮要略》。由酸枣仁、甘草、知母、茯苓、川芎组成。

功用：养血安神，清热除烦。

主治：虚劳虚烦不得眠，心悸盗汗，头目眩晕，咽干口燥等症。

具有调节情志的方剂很多，由于篇幅的关系，这里就不一一列举。

（三）自拟方

1. 怡悦情志汤

药物组成：柴胡 20g，合欢皮 30g，川芎 15g，当归 15g，白芍 15g，龙骨 30g。

功用功能：疏肝理气，补血活血，怡情悦志。

主治范围：主治由于肝气郁滞、气滞血瘀而引起的烦躁易怒、忧愁抑郁等症。

方剂歌诀：合欢怡情第一功，

柴胡白芍肝气通。

龙骨安神潜烦怒，

养血活血当归芎。

方解：烦躁易怒之症的病因很多，但多数还是由肝气郁滞所导致；忧愁抑郁多由血虚造成。柴胡疏肝理气、解郁；合欢皮安神解郁、活血。二味共为君药。龙骨平肝潜阳、镇静安神为臣药。川芎活血，当归活血补血，白芍养血柔肝，三味共为佐使。其中柴胡性能升发，易伤阴升阳。当归、白芍养血益阴；龙骨平肝潜阳，共同遏制柴胡之偏性。诸药合用，共奏怡悦情志之效。可谓怡悦情志之主方。

2. 养阴怡悦汤

药物组成：怡悦情志汤加枸杞子 20g、麦冬 15g、百合 15g，以增强养阴之力。

功用功能：疏肝活血，养阴悦志。

主治范围：主治心烦易怒、躁动不安兼见口渴少津、腰膝酸软、头晕目眩等症。若阴虚而致有热者，可加地骨皮 15g、生地 20g，以养阴清热。

方剂歌诀：阴虚易使脏枯干，

　　　　　　情志之变躁不安。

　　　　　　百合麦冬枸杞子，

　　　　　　加入主方止心烦。

3. **补阳怡悦汤**

药物组成：怡悦情志汤加菟丝子 15g、淫羊藿叶 15g，以增强补阳之力。

功用功能：疏肝活血，补阳悦志。

主治范围：主治烦躁易怒、情绪低落兼见腰膝无力、四肢不温、阳痿、尿频，女子少腹冷痛、痛经等症。另外心阳不足重者可加炙附子 10g；脾阳不振重者加肉桂 10g；肾阳不足重者加杜仲 15g；肺阳不足重者加干姜 10g。

方剂歌诀：烦躁易怒情绪低，

　　　　　　究其病源为阳虚。

　　　　　　主方菟丝羊藿叶，

　　　　　　随症加减效更奇。

4. **益气怡悦汤**

药物组成：怡悦情志汤加人参 10g、黄芪 20g、大枣 20g。

功用功能：疏肝活血，益气悦志。

主治范围：主治烦躁易怒兼见倦怠无力、呼吸短促以及悲伤欲哭、情绪低落等症。

方剂歌诀：气虚为虐欲悲哭，

烦躁易怒亲情疏。

主方加参芪大枣，

怡情悦志奔舅姑。

5. 生血怡悦汤

药物组成：怡悦情志汤加阿胶 20g、龙眼肉 20g。

功用功能：疏肝活血，养血悦志。

主治范围：主治烦躁易怒兼见血虚眩晕、面色萎黄、心悸失眠、四肢无力、胆怯易恐等症。

方剂歌诀：恼怒烦躁易恐惊，

心悸失眠头晕蒙。

单用主方实无力，

阿胶龙眼气血生。

6. 安神怡悦汤

药物组成：怡悦情志汤加夜交藤 20g、酸枣仁 15g、远志 15g。

功用功能：疏肝活血，安神悦志。

主治范围：主治烦躁易怒兼见心神不宁、失眠多梦等症。

方剂歌诀：烦躁易怒眠不宁，

治之不只愉心情。

怡悦更加安神法，

枣仁远志夜交藤。

7. 潜阳怡悦汤

药物组成：怡悦情志汤加牡蛎40g（先煎）、龟板30g（先煎）、珍珠母30g（先煎）。

功用功能：疏肝活血，潜阳悦志。

主治范围：主治烦躁易怒兼见肝阳上亢所致的头痛、目眩、心悸、失眠、耳鸣等症。

方剂歌诀：烦躁易怒头目眩，
　　　　　　阳亢肝郁攻顶巅。
　　　　　　潜阳怡悦滋阴法，
　　　　　　牡蛎珍珠龟板煎。

8. 开窍怡悦汤

药物组成：怡悦情志汤加麝香0.1g（散服）、冰片0.1g（散服）、石菖蒲15g。

功用功能：疏肝活血，开窍悦志。

主治范围：主治烦躁易怒兼见清窍蒙蔽而致的心烦意乱、惊痫、昏蒙，甚至偶见神昏、惊厥、神志昏乱等症。

方剂歌诀：烦躁易怒头昏蒙，
　　　　　　心脑闭塞窍不通。
　　　　　　麝香冰片石菖蒲，
　　　　　　九味共用启神灵。

9. 祛痰怡悦汤

药物组成：怡悦情志汤加礞石20g、竹茹15g、制半夏10g。

功用功能： 疏肝活血，祛痰悦志。

主治范围： 主治烦躁易怒兼见咳嗽痰多、心烦不安，甚至痰蒙清窍而致的昏蒙、癫痫等症。

方剂歌诀： 狂躁易怒咳多痰，

心烦不宁或癫痫。

礞石竹茹制半夏，

加入主方情志安。

以上九方只是怡悦情志的常用方，所对之证也只是气、血、阴、阳单证。若遇较为复杂的证候，必须根据病情对症加减；也可根据怡悦情志汤变化出更多的有效方剂；更可以抛弃怡悦情志汤而自行创造出更有效的怡悦情志的方剂，以达到治病求因、对症治疗、怡悦情志的目的。

病案举例：刘某某，男，55 岁。8 月 7 日就诊。

自诉：因长期失眠，最近半年逐渐出现心烦欲哭的情况，遂来我处就诊。

查体：表情淡漠，言语寡少。舌质淡略胖，脉弦细弱。

诊断：气虚，血虚，气滞。

处方：枣仁 15g，党参 20g，麦冬 15g，五味子 15g，龙骨 30g，牡蛎 30g，茯神 20g，夜交藤 20g，百合 20g，香附 15g，香橼 15g，合欢皮 50g，柴胡 10g。水煎服，日一剂。

患者服 5 剂明显见效，10 剂而愈。

二、针灸疗法

针灸疗法是中医学的重要组成部分。在治疗情志异常方面也有其独特的疗效，有些针灸疗法甚至优于中药疗法。其主要原因在于以下五点：

1. 直接通经活络，不像药物需消化吸收的时间。

2. 有效穴位明确，比较容易掌握，不像中药那样繁杂。

3. 穴位多具调理性质，可双向调节，如高血压病，用一个穴位治疗，血压高的能降，血压低的能升。而中药是能升高血压的但不能降血压，能降血压的不能升血压。

4. 手法简单，易于学习，而且可针、可灸，还可自己按压穴位治疗。

5. 穴位配伍不会产生毒性，而中药则有"十八反，十九畏"以及寒热的差别。

所以针灸疗法在治疗情志异常的疾病方面应有广阔的研究空间和使用空间。

常用穴位

治疗情志异常的穴位很多，和中药一样，凡可以平衡阴阳、调节气血的穴位，都可以起到怡情悦志的作用。其中有一些特定的穴位却还达到特殊的治疗效果。现简述如下。

1. **三阴交** 足太阴脾经之交会穴。功能：调理三经，养阴清热。主治：脏躁、心悲、怔忡、失眠、健忘等症。三阴交穴在脾经，却是脾、肝、肾三经的交会穴。针此一穴，效及三经。又因为三经均为阴经，易发生阴虚之症以及阴虚阳亢之症。所以针三阴交一穴，凡是肝、脾、肾三脏之虚，或由阴虚阳亢而引起的情志异常均能治疗，而且疗效确切。

2. **涌泉** 足少阴肾经之井穴。功能：滋阴降火，安神定志。主治：善恐、善惊、善怒、烦躁等症。针刺涌泉穴可起到滋阴降火、安神定志的作用。

3. **足三里** 足阳明胃经之合穴。功能：健脾和胃，扶正培元。主治：烦躁、郁闷、脏躁等症。

4. **郄门** 手厥阴心包经之郄穴。功能：理气清营，宁心安神。主治：忧郁、心烦、惊恐等症。

5. **阳溪** 手阳明大肠经之经穴。功能：祛风泻火，镇惊除烦。主治：各种原因所致的喜笑无常、心烦狂言等症。

6. **内关** 手厥阴心包经之络穴。功能：理气宽胸，宁心安神。主治：怔忡虚烦、急躁易怒等症。

7. **间使** 手厥阴心包经之经穴。功能：理气活血，清心安神。主治：心悸、烦躁等症。

8. **灵道** 手少阴心经之经穴。功能：养心益气，安神定惊，开郁散结。主治：善悲易恐、喜笑无常等症。

9. **通里** 手少阴心经之络穴。功能：宁心安神，熄风和营。主治：悲伤恐惧、心悸怔忡、失眠眩晕等症。

10. 神门　手少阴心经之原穴。功能：补益心气，镇静宁神。主治：悲伤善哭、心烦狂躁等症。

以上列举的是较为常用的可以调节情志异常的穴位，还有很多具有理气解郁、调经通脉的穴位同样可以调节情志。总之，所有的经穴和经外奇穴都有相应的治病防病的作用，也都能通过治好疾病而达到怡悦情志的目的。

针灸自拟方

针灸治病可单穴使用，也可多穴共同使用。多穴一起使用的便形成了组方，也可称为成方。穴位的组方也和中药组方一样，存在着配伍的问题，也需分清君、臣、佐、使，即：治疗主要病证的穴位称为君穴，治疗次要病证的穴位称为臣穴，依此类推。只有辨证准确，选穴精当，配伍合理，手法娴熟，才能达到更好的治疗目的。否则不但达不到治疗效果，甚至还可能起到相反的作用，给继续治疗造成障碍。

为了便于记忆，应提倡组方命名。历代针灸医家的针灸配方都没有方名，既不好记，又不能做到一目了然。中药组方都是这个汤、那个丸的，穴位组方为什么就不给起个名呢？为什么就不给编个歌呢？

1. **三阴怡悦针**

组方：三阴交、涌泉、太冲。

功效：养阴疏肝，滋肾健脾。

主治：善恐、易怒、烦躁等。

方歌：三阴怡悦交为君，

涌泉太冲合作臣。

滋养平衡肝肾脾，

怒悲烦躁扫出门。

方解：三阴交可调肝脾肾三经，尤其可以养三经之阴液，使阳气不过于亢盛，所以为君；涌泉独养肾阴肾阳，培育先天之本为臣；太冲疏肝之郁，亦为臣。三方同用，怡悦情志之效迅速得见。本方穴简而功专，可为怡悦情志基础方。

2. **神门怡心方**

组方：神门、极泉、通里、少府、内关。

功效：宁心安神，化瘀通络，理气活血。

主治：情志不舒，寡言不乐，失眠健忘等症。

方歌：神门怡心并极泉，

通里少府佐内关。

理气活血喜眉宇，

宁心安神笑开颜。

方解：神门为心之原穴，和心脏联系极为密切，镇心安神，怡悦情志，为君穴；极泉解郁，通里宁心，少府化瘀，共为臣穴；内关有理气宽胸之效，助心经诸穴宁心安神，作为佐使。

3. **丰隆逐痰怡情针**

组方：丰隆、太乙、足三里、解溪、内庭、三阴交、神门、百会、心俞、脾俞。

功效：化湿祛痰，宁心除烦。

主治：烦躁、易怒，甚至癫狂，兼见痰多者。

方歌：丰隆太乙怡心情，

　　　三里解溪连内庭。

　　　神门三阴交百会，

　　　心脾二俞除烦灵。

方解：丰隆穴具有健脾利湿、和胃化痰之功，太乙穴豁痰开窍、消胀化滞，二穴共为君穴；足三里健脾和胃、扶正培元，解溪、内庭健脾安神，三阴交醒脾养阴，脾俞消除生痰之源，五穴共为臣穴；神门、心俞养心，百会通阳，共为佐使。十穴同用，对脾虚痰盛而蒙蔽清窍所致的心烦、狂言，甚至狂证，疗效显著。

4. 太冲平肝针

组方：太冲、章门、阳交、侠溪、三阴交、足三里。

功效：平肝潜阳，滋阴悦志。

主治：由于肝阳上亢所致的易怒、烦躁等症。

方歌：太冲平肝针章门，

　　　三里阴交共为臣。

　　　侠溪功在通灵窍，

　　　阳交重在安心神。

方解：太冲疏肝解郁、平肝熄风为君；足三里健脾胃、调气血，三阴交养阴抑阳，共为臣穴；章门舒肝，阳交安神，侠溪通窍共为佐使。六穴同用，共奏平抑肝阳、怡悦情志之功。

5. 益气养血针

组方：足三里、气海、血海、隐白、公孙、商丘、三阴交。

功效：补气益血，养阴除烦。

主治：由脾胃虚弱、气血不足而引起的心烦易怒、喜笑不休、善悲易恐、六神无主等症。

方歌：益气养血脾胃调，

三里隐白三阴交。

公孙商丘气血海，

此法重在理中焦。

方解：脾胃为气血生化之源，故本方首选足三里、隐白、公孙、商丘健脾和胃，以生气血；三阴交益脾、养肝、补肾，以助气血化生；气海为气之所聚，血海为血之所汇，汇聚成海，容纳百川，而又充实百川，即所谓"大河有水小河满，大河没水小河干"。气血之海满溢，经脉脏腑方盈，情志便调。

上面五方的针法可具体情况具体分析，属虚证的可用补法，属实证的可用泻法，虚实表现不明显的可用平补平泻法。留针时间也要根据具体情况而定。

以上诸方只是针对各个主要证型的常用方。但病有轻重，证有虚实，位有表里，因有寒热，故不可拘泥一方一法，而应辨证施治，随证加减。但也要切忌庞杂，要做到穴专力宏。

三、按摩疗法

按摩疗法就是采用推、拿、按、摩、滚、揉等手法作用于肌肤、经络、穴位而达到调节情志的方法。

按摩疗法和针灸疗法同出一辙，都是以经络、穴位为主要治疗部位。只不过针灸用的是针刺和火灸，而按摩是用手代替针和火。

在"针灸疗法"中已谈了调节情志主要涉及的穴位。这些穴位也同样适合按摩疗法，如以指代针按压某些穴位，通过按压的刺激，同样可以使气血得到很好的调和，使经络得到疏通。

按摩疗法可用以下方法：

1. 针对有调节情志作用的穴位施术

如三阴交、足三里、神门、内关、涌泉、太冲等等。这些穴位不但可以怡悦情志，同时还可以治疗一些能够引起情志异常的原发病，做到标本兼治。

每天按揉三阴交穴，每次 15 ~ 30 分钟，能明显调节肝脾肾三脏的阴液，达到"壮水之主以制阳光"的目的，对阴虚阳亢所致的暴躁易怒疗效显著；同时也能滋阴润燥，对脏器阴虚所致的虚烦易怒具有明显的治疗作用。

每天按揉足三里穴，每次 20 ~ 30 分钟，能明显改善脾胃虚弱的症状，有利于气血的生化，对人体的五脏六腑、四肢百骸的营养起到了保证的作用，从而也达到了调节情志的目的。

每天按揉神门、内关等穴位，可以治疗心阳不振、心血不足等证，对心慌、胸闷、气短、心烦、闷闷不乐等情志变化都有很好的治疗作用。

每天按揉涌泉穴、太冲穴还可以补益肝肾，疏通气机，使由肝郁气滞引起的情志异常迅速消除。

其他还有很多具有调节情志的穴位，都可以根据具体病情来对症施用按摩疗法。

2. 手指叩击肝经、胆经、心经、心包经

通过叩击这些经络，也可以疏通气血，调节阴阳，从而达到怡悦情志的目的。因为肝脏主气机、主情志；心脏主血脉、主神志，长期叩击这些经络，对气机的运行，对血液的循行都会起到促进的作用。

由于肝经、胆经在人体的两侧，心经、心包经位于手臂的内侧，寻找和叩击都很方便，所以这种方法患者自己也能做。不过要坚持经常，更要保持心静如水。

长期叩击其他经络同样会起到怡悦情志的作用。自己能叩击的自己做，自己叩击不到的可以找专业的按摩师做。

3. 针对身体的某些异常部位进行按摩

包括酸、麻、胀、痛的一些区域等等。这些不舒服的部位中医称为"阿是穴"，这些部位一旦发生异常的不舒服的感觉，人就会发生情志变化。对这些部位进行适当的手法按摩，就能缓解甚至消除这里的不适症状，人就会由情志异常转变为心情愉快。

总而言之，按摩对情志异常的疗效是确切的，日常生活当中也是极为常用的，有时甚至可以不在医生的指导下自行按摩。

按摩的具体方法和部位、穴位还可以参照正规的按摩书籍。

四、气功疗法

气功治疗疾病由来已久，并积累了丰富的临床经验，为保证人们的健康做出了贡献。

关于气功治疗情志异常，是一个既单纯又复杂的领域，而且又少有文献记载。因为在古代，情志异常向来没有被当作一个独立的疾病来论治，都是散在于其他疾病之中。就是现在的临床医学也没有把情志异常作为疾病来论述，也是归入到心理学之中。更不用说用气功治疗情志异常了。

气功治疗情志异常主要分为气功师治疗、患者自我气功调节两种。

气功师手法治疗主要是通过气功师在运动时所产生的气场作用于患者，使患者体内气滞血瘀的部位得到疏通，气血得到调理，阴阳得到平衡，从而使患者的情志异常得到消除。如果是由于某种疾病引发的情志异常，气功师首先要针对原发病进行治疗，然后再进一步治疗情志异常，这样才能彻底治疗情志异常。否则，不治原发病，单纯去治情志异常，只能是暂时缓解症状，甚至是徒劳无功。

患者气功自疗是患者自己通过练气功而达到运气血、舒情志、通经脉、调阴阳的目的。无论是健康人还是情志异常的患者，都可以练气功。健康人练气功可以保健，未病先防；患者练气功可以调气血、悦情志、治疾病。至于练什么样的气功，可以根据自己的病情选择，最好是在气功老师的指导下练习。也可按专业气功书练习。无论你选择什么气功，只要练气功就必须心静如水，排除杂念。能做到这一点，就已经可以调节情志了，何况还可以疏通气血呢。

患者自己练气功调节情志也是需要谨慎的，因为做不到心静，或练气功时受到惊吓，不但不能调节情志，反而会发生气逆血乱的情况，这时会严重损伤身体，使情志异常更为加重。所以练气功也要因人而异。

下面简单介绍几种有益于调节情志的气功方法。

1. **自然调节功**

练功姿势：取站姿、坐姿、卧姿均可。

练功环境：千万要选择环境清洁，空气流通，尤其是要远离噪声，否则很难入静。

练功方法：取好姿势之后，调理呼吸，使呼吸均匀；同时将思维的注意力集中在某一点上，可以是自己身上的某一部位，也可以是其他的任何一个目标，大到蓝天白云、高楼大厦、山峰峻岭、草原沃野、江河湖海，小到鸡鸭猫狗、琴棋书画，只要能使你摆脱烦恼的东西均可利用。以此种方法便可排除其他的私心杂念、忧愁愤怒，怡悦你的情志。

练功时间：可长可短，根据具体情况而定。情志变化明显的练功时间要长一些，情志变化不甚明显的便可短一点，以消除情志异常为度。

练功停止：待心情舒畅时即可收功，无需特殊的动作，也无需特别的意念。

练功要点：要点是你集中精力所想的东西必须是你喜欢的，甚至是酷爱的东西，否则会使你更加烦恼。

2. 香功

练功姿势：取站姿。

练功环境：只要空气清新处均可。

练功方法：站立，两脚与肩平齐，身体左右 30° ~ 60°摆动，两臂也同时随之摆动；此时大脑可以什么都不想。

练功时间：每日一次或两次，每次两个小时左右。

练功停止：收功时也没有什么特殊的要求，自己感觉身体轻松了时间已到了即可收功。

练功要点：必须保持全身放松，大脑自如。左右摆动不能快也不能慢，一分钟 30 次左右。

此功在民间练习者很多，据说此功练好者身体可以散发出香味，故名"香功"。我们不管它出不出香味，我们只要练出好心情，能消除情志异常就行。

3. **变化坐禅功**

练功姿势：取端坐姿势。

练功环境：室内室外均可。

　　练功方法：坐稳以后，调理呼吸，待呼吸均匀时心里默背以前背过的诗歌或文章，也可以默念或朗诵诗歌或文章，还可以唱歌等等。

　　练功时间：根据具体情况而定。当心情舒畅时随时随地可以收功。

　　练功停止：收功时亦无须特殊动作。收功后站起身可以活动活动筋骨。

　　练功要点：背诵或朗读的诗歌和文章也必须是自己非常喜欢的。

　　坐禅功原本是佛家弟子念经的一种功法。我们不一定念佛经，可以改为喜欢的诗歌或是文章，甚至是唱歌。只有喜欢的才能有益于怡悦我们的情志。

4. 意念导引功

　　练功姿势：坐姿、站姿均可。

　　练功环境：温度适宜，环境幽雅。

　　练功方法：姿势迅速摆正之后，平心静气，用意念想体内的气机顺畅，急、怒、过喜、惊吓之后要想气机平和；忧愁、悲伤、恐惧之后要想气机活跃。平稳 10 ~ 20 分钟之后心里便可默念"急怒消无踪，忧愁入天空，惊恐飞云外，悲伤化为风"之类的话语。

　　练功时间：每日练功 1 ~ 2 个小时，亦可根据当时的具体情况酌定。

　　练功停止：收功时也很随意，不需特殊的动作。

　　练功要点：要尽快克制自己，及早入静。

　　练气功的方法很多，以上仅仅举了几个简单易于掌握的例子。患者也可以参阅有关的专业书籍。但我个人认为如果没有一定的经络学基础的最好不练"小周天"和"大周天"等要求比较高的气功功法，因为这些难度比较大的功法一旦掌握不好，不但不能疏通气血、怡悦情志，相反还会造成气血逆乱，导致情志异常变化。

总之，气功疗法对于调节情志的疗效还是可以肯定的，只要我们掌握好方法，只要可以治疗疾病，或是可以改善症状的气功都可以选择练习。

五、饮食疗法

民以食为天，饮食对于人们来说是再重要不过了。但一提起用饮食来调节情志又是个新鲜的话题，而且也是完全可以做到的。

饮食可以分为很多种，在我国现存第一部医学专著《黄帝内经》中就有"五谷为养，五果为助，五畜为益，五蔬为充"的记载。说明那时甚至更早的时候，我们的祖先就已经特别重视饮食的不同种类所起到的不同作用，尤其是对身体阴阳的影响。"查舌按脉，先别阴阳"，这是古代医家对后世医生在看病时所提出的基本法则，一直沿用至今。

我们所吃的食物同样具有阴阳的特性，即阴性食物、中性食物、阳性食物。那么何为阴阳食物呢？主要表现在食物的寒热性质，热为阳，寒为阴。假如我们一味地吃一种或几种寒性食物，寒邪就会在人体内蓄积，一旦超出我们体内的阳气，就会出现阴盛的疾病；反之，假如我们一味地吃热性食物过多，体内的阳邪就会蓄积，当超出了体内的阴气时，就出现了阳盛的疾病。另外食物不同于药物，药物是偶用，而食物是每天都要吃上两三顿的，所以更容易在体内积累而出现阴阳失调。只要出现了阴阳失调的病证，人的情志就会发生相应的变化。无论病证导致的是酸胀，还是疼痛，人都会很苦恼，悲痛得了病，生气治不好，急于痊愈，担忧恶化，恐惧死亡；一旦出现好转，尤其是治愈，又会喜出望外。所以一个病证，多种情志都能体现出来。由此可见，关注日常饮食极为重要。

食物的寒热性质我们可以归类如下。

温热性的食物

蔬菜类：大葱、大蒜、生姜、茴香、蒜苗、香菜、圆葱、韭菜、南瓜、芥菜、辣椒、紫苏叶、刀豆、葱头、小头蒜、豆油等；

主食类：高粱米、糯米等；

肉蛋类：羊肉、羊肚、羊肾、牛脊髓、鸡肉、鸡肝、狗肉、鹿肉、蚕蛹、猪肚、猪肝、龟肉、河虾、海虾、带鱼、鳝鱼、鲤鱼、鲇鱼、贝肉、鲍鱼、鳕鱼、草鱼、海马、海龙、海参、毛蚶等；

水果类：橘子、山楂、荔枝、桂圆、石榴、樱桃、槟榔等；

坚果类：核桃、松子、栗子、杏仁等。

寒凉性的食物

蔬菜类：芹菜、白菜、丝瓜、西红柿、冬瓜、竹笋、苦菜、苦瓜、茄子、莴苣、油菜、黄瓜、黄花菜、菠菜、黄豆芽、豆腐、绿豆、绿豆芽、萝卜、马兰、葫芦、蒲公英、蕨菜、海带、海藻、蘑菇等；

主食类：小麦、大麦、荞麦、粟米（小米）、浮小麦、粳米（大米）、薏苡仁等；

肉蛋类：兔肉、马肉、田鸡、鸡胆、鸭血、鸭蛋、皮蛋、猪皮、猪髓、田螺、蚌肉、海螺、章鱼、蛤蜊、蜗牛、螃蟹等；

水果类：西瓜、香瓜、芒果、李子、甘蔗、苹果、枇杷果、草莓、香蕉、菠萝、白瓜、鸭梨、柑子、柚子、柠檬、柿子、柿子饼、桑葚果、猕猴桃、橄榄、橙子、罗汉果等；

坚果类：罗汉果等。

中性食物

蔬菜类：马铃薯、山药、芋头、地瓜、木耳、银耳、胡萝卜、甘蓝、大头菜、香菇、猴头蘑、榛蘑、香椿、茼蒿、豆角、红豆、扁豆、黄豆、黑豆、豌豆、花生油等；

主食类：玉米、秫米、燕麦等；

肉蛋类：牛肉、牛肝、鸡血、鸡蛋、乌鸡、乌梢蛇、鸡内金、鸽肉、猪心、猪肉、猪肠、猪肾、猪脑、猪手、鹅肉、鹌鹑肉、干贝、乌鱼、马哈鱼、牡蛎肉、青鱼、泥鳅、海蜇、黄花鱼、桂鱼、鱿鱼、鲨鱼、鳖肉、鲟鱼、鲤鱼、鲫鱼、鲳鱼、鳗鲡等；

水果类：石榴、乌梅、杨梅、沙果、万寿果、蜜桃、葡萄、椰子、番木瓜、无花果等；

坚果类：葵花子、花生、甜杏仁、南瓜子等。

以上所列举的这些食物，只是我们日常生活中经常见到的食物，其他的食物可以到相关的书籍里去查找，以利我们平时的饮食平衡，以达到调节阴阳、怡悦情志的目的。

在这里我要提醒大家，有些报纸、刊物，甚至是专业书籍，由于作者的观点和知识面的缘故，出现了误导读者的现象。我碰到一位糖尿病的患者，每天都吃大量的倭瓜（有的书籍也写做"窝瓜"）。倭瓜是一种主产于北方的含糖量在百分之三十以上的蔬菜类食物，并没有降血糖的作用。我问她你是糖尿病为什么还要吃那么多的倭瓜，她告诉我她看了一本书，书里明明写着"南瓜又称倭瓜"，南瓜能治糖尿病，她为什么不能吃呀。我很惊诧，按着她告诉我的书名买了一本，书里真是这么写的。我很担忧，南瓜和倭瓜本不是一种植物，而且所含的营养成分也不一样，治疗疾病的范围更不相同，在这本书里怎么就变成一种东西了呢，这要误导多少患者呀！有些词典关于"秫米"的解释也很让人困惑。其他还有很多。

另外在这里还要谈一谈关于喝粥的学问。我在临床过程中经常能听到患者说胃一不舒服就喝粥，尤其是小米粥，有的患者甚至喝了几年、几十年。有的感觉舒服，有的感觉不舒服，有的患者胃病反而加重。这些胃病患者长期喝小米粥的主要依据是"人们都说小米粥养胃，连产妇都喝小米粥"。我个人认为这种看法缺乏辩证观念，其理由有三：

1. **小米属于微寒性食物，**长期且连续进食可以导致寒邪在胃内积累，最终发生寒邪客胃的证候，从而出现一系列的胃寒症状，如胃痛、胃胀、打嗝、反酸，遇寒加重，遇热减轻等。据临床统计，在所有的胃病患者中属于胃寒的已占到百分之七十以上。

2. **小米在熬粥的过程中并未经过发酵，**因而加重了胃的负担，增加了胃酸的分泌，使胃内容物的酸度增加，损伤了胃的黏膜，从而出现烧胃、反酸、胃胀甚至胃痛等症。

3. **小米粥属于流食，**在口腔中很少经过充分的咀嚼，在胃中停留时间也很短，不可能经过充分的腐熟。所以尽管小米粥是流食，但有些患者喝过小米粥后却不利于消化和吸收，在肠道中就会产生大量的气体，导致腹胀、腹泻。

从上面的三点来看，小米粥是否养胃是因人而异的，不能一概而论之。最可怕的是有一种情况，喝小米粥伤胃了却没有意识到，还以为不是小米粥的事，还继续喝，加量喝。这就是一些喝了几年小米粥的胃病患者胃病却越来越重的主要原因。

因此，我建议临床医生要用科学的态度对待患者，要因人而异，辨证施治，不能"人家说小米粥养胃"你也说小米粥都养胃，什么样的胃病患者都让喝小米粥。医生毕竟是医生，要有自己的认识和见解，老祖宗留下的不一定都是正确的，要批判地继承，不能做到这一点就是医生的失职。

其他还有一些食物也会伤胃，如辣椒、酒、葱、蒜等一些刺激性食物，还有未经发酵过的食物、淀粉含量高的食物等，也因不易被消化而损伤胃肠，形成多种胃肠疾病，影响人的情志。

人类所食食物极多。利用饮食调节情志是一项很复杂又很难立竿见影的工程。但由于我们每天都要摄入大量的食物，如果不能调理好食物的寒热搭配，就会使人体内的阴阳失去平衡，不但不能调节情志，反而还会影响到情志，发生情志异常。

还有一些食物所含的营养成分本身就可以调节情志，如香蕉可以缓解人的精神压力，西瓜可以除烦止渴等。

对于饮食的摄入，我个人主张要广谱进食，不能人家说胡萝卜是小人参，你就吃起来没头；人家说木耳能治心肌梗死，你就吃起来不住口。不要把饮食仅仅限定在那么几种所谓的对身体很好的食物上，每一种食物都有它的营养，都有它的功能，都会对身体的健康起到保护的作用，只不过补哪种营养为主的问题。世界上没有任何一种食物可以把全身所需的营养成分全部补齐。所以要想更好地补充营养，关键是能否合理地进行饮食，合理地进行搭配。

基于以上的原因，促使我们有必要了解一下食物的性质和功能，遵循饮食的调配大法，即：

重视寒热，阴阳趋平；

广谱进食，营养均衡；

注意禁忌，防生毒性；

合理搭配，调补倍增。

六、茶疗法

茶对于中华民族来说简直是太亲切、太熟悉了，因为茶是中华民族最早的饮料，在很早的古代人民就有品茶待客的习俗。尤其到了唐代，陆羽撰写了《茶经》之后，茶更是为中华民族的子孙后代所重视，还把优质的茶作为礼品馈赠给亲朋好友。可见茶在中华民族的地位是多么重要。

人们在品茶的同时，也逐渐发现了一些茶确实具有一定的对人体有益的功能。后来就有人把一些中药制成茶剂冲泡服用，以达到强身祛病的作用。既方便，又适用。

下面介绍几种能够调节情志的茶。

1. 红茶

用法用量：红茶 10～15g，开水浸泡 20 分钟。

功效主治：暖胃、活血、提神。用于胃寒不适、精神倦怠等症。失眠患者慎用。

2. **绿茶**

用法用量：绿茶 15g，开水浸泡 20 分钟。

功效主治：解毒、活血、通经活络。用于疲乏无力、精神倦怠等症。现代研究发现绿茶有降低血脂、清除血液垃圾的作用。

3. **花茶**

用法用量：花茶 15g，开水浸泡 20 分钟。

功效主治：解毒、安神。用于乏力困倦等症。失眠患者慎用。

4. **玫瑰花茶**

用法用量：玫瑰花 15g，开水浸泡 20 分钟。

功效主治：怡心悦志。适用于心烦意乱、多愁善感等症。

5. **合欢茶**

用法用量：合欢皮 20g 或合欢花 15g，煮沸后浸泡 10 分钟。

功效主治：怡悦情志，活血化瘀。适用于任何原因引起的精神不安、忧愁烦闷、抑郁不欢等症。可随证加入其他对症治疗的药物同饮。

6. **灵芝茶**

用法用量：灵芝 20g，煮沸后浸泡 20 分钟。

功效主治：补气养血，养心安神。适用于气血亏虚所致的烦闷易怒、情志低落等症。

7. 白芍茶

用法用量：白芍 20g，煮沸后浸泡 20 分钟。

功效主治：养血柔肝。适用于肝阴不足、肝阳上亢所致的烦躁易怒等症。

8. 大枣茶

用法用量：大枣 10 枚，开水浸泡 20 分钟。

功效主治：益气补血，宁心安神。适用于气血不足所致的烦躁易怒、悲伤欲哭等症。

9. 菊花茶

用法用量：菊花 10g，开水浸泡 10~20 分钟。

功效主治：清肝明目，疏风清热。适用于风热外感、肝热阳亢所致的易怒、烦躁等症。

10. 枸杞菊花茶

用法用量：枸杞子 10g，菊花 10g，开水浸泡 20 分钟。

功效主治：滋补肝肾，清肝明目。适用于肝肾阴虚、肝热阳亢所致的烦躁易怒等症。

11. 黄芪大枣茶

用法用量：黄芪 20g，大枣 10 枚，煮沸后浸泡 20 分钟。

功效主治：补气益血，调节情志。适用于气血不足所致的烦躁、易怒、胆怯、易悲等症。

12. 莲枣茶

用法用量：莲子 10g，大枣 10 枚，煮沸后浸泡 20 分钟即饮。

功效主治：清心安神，养血怡情。适用于心火亢盛、血不养心所致的心烦易怒、虚烦不眠等症。

13. 甘麦大枣茶

用法用量：甘草 10g，麦冬 15g，大枣 10 枚，煮沸后浸泡 20 分钟。

功效主治：滋阴补血，怡悦情志。适用于阴虚、气虚、血少所致的悲伤欲哭、心烦郁闷等症。

14. 芪归茶

用法用量：黄芪 10g，当归 10g，煮沸后频饮。

功效主治：补气养血。用于气血不足所引起的烦躁易怒或悲哀欲哭、精神萎靡等症。

15. 枸杞大枣茶

用法用量：枸杞 15g，大枣 10 枚，浸泡 20 分钟，或煮沸后频饮。

功效主治：养血滋阴。用于阴血亏虚所致的心烦、易怒、口干舌燥、眼睛干涩等症。

上面所列举的 15 种茶，有单味的，有两味的，亦可根据需要组成多味的茶。但必须辨证论治，合理组方。无论药味多少，必须遵守六点方针：

1. **茶效明确为准**；

2. **易于制作为宜**；

3. **口味良好为妥**；

4. **适合长饮为佳**；

5. **携带方便为善**；

6. **有利储存为好**。

七、观赏疗法

观赏疗法是一种非常常用的而且非常普遍的疗法之一，也是一种非常简单、容易做到的疗法。所以这种疗法可以适用于每一个情志异常的患者。

在我们的身边乃至自然界可供观赏的东西很多，如花、草、树、水、石等。下面就列举几个比较常见的观赏对象，供大家参考。

花卉　花卉的美丽与芳香，历来都被人们大加赞赏。美丽的花朵可以使赏花的人流连忘返，乐不思蜀；花香飘逸，沁人肺腑，也迷倒了众多爱花赏花之人。所以，如果你在你的客厅里摆上几盆美丽的鲜花，定会使你的客厅高雅迷人，令人心旷神怡；在你的卧室里摆上几盆鲜花，也会使你的睡眠增上几分鼾意，更会使你的卧室温馨、舒适。不光是家庭，就是公共场所，如会场、广场、城市的路旁等，凡是人多出入的地方，摆上一些花卉，渲染一下气氛，都会给这些场所增添许多温馨，许多美丽。

那么花卉到底对人能起到哪些作用呢？主要有感官和嗅觉两方面的影响。

首先谈一谈感观。所谓感观，就是指人们用眼睛观看花卉时的心理反应。花卉的形态和不同的颜色，都会给人以不同的感觉。

从形态上来讲，大花朵使人感到美丽、壮观，小花朵使人感到典雅、温馨。人在心情不好时，或压抑，或悲伤，或失意，如果能看上几眼大花朵，你顿时会有豁然开朗的感觉，心情会马上变得好起来。当你看到铁树时，可以使你的意志更加坚强；当你看到文竹时，可以使你的心飞上云端。

从颜色上看，红色的花可以令人心潮澎湃，热血沸腾；粉色的花可以令人温馨、心情愉悦；蓝色的花可以使你冷静、沉着；绿色的花可以使你感到健康；白色的花可以使人感到干净、纯洁。不同的颜色对于人来说就有不同的感觉，从而发生不同的心理变化。人在心情不好时选择性观赏一下不同颜色的花卉，可以起到赏心悦目的作用，如看看粉色的花卉，顿时使人心情愉快，忧愁荡然无存；心情好时可以看看蓝色、绿色的花卉，使你的心情好而又不至于过喜；平时多看一些白色的或杂色的，可使心里更加平稳，不躁不抑。如果你反常观赏，就会起到相反作用。比如你心情激动或冲动时看红色的花朵，你有可能更冲动，或更激动；你的心情压抑时看到蓝色或是深色的花，你可能会更压抑。这就是花的颜色给你心里带来的不同变化。所以根据你的心情来选择花的颜色是非常重要的。

从花的香味来讲，玫瑰花的香味较浓，可以愉悦心志，使人陶醉；牡丹花美，香味清淡，但也可以淡其心志，使人不躁。另外各种花的香味也不尽相同，有的人喜欢玫瑰花的香味；有的人喜欢月季花的香味；还有的人喜欢丁香花的香味。所以根据不同的香气也可以调节不同的人的情志。

上面简单地讲述了花的形态、颜色、气味对人的心情心理的影响。无论是形态、颜色还是香味，都是因人而异的，不同的人观赏的角度也不同，有的人爱看形状，从形状得到满足；有的人喜欢颜色，愿意观赏喜欢的颜色；也有的人钟情气味，俯鼻微吸，会有神采飞扬的表情。所以人的爱好不同，性格不同，喜欢花的角度也不同。只要能对调节情志有益，就不要生搬硬套。

需要提醒的是，据科学研究证明，绝大多数的花卉在光合作用下吸收二氧化碳，释放氧气；在无光的黑夜中则吸收氧气，释放二氧化碳。尤其在门窗关闭比较严的卧室内，更容易使室内夜里氧气减少，二氧化碳增多，对人有害。所以养花一要注意种类、数量和位置，以达到有益于人体健康的作用。

草　草也是人们较为喜欢的植物，很多人在养花的同时也往往养一些小草，不但衬托出花的美丽，同时也能起到怡心悦目的作用。当你离开争奇斗艳、姹紫嫣红的花园，来到一望无际、绿草茵茵的草原时，你的心情会突然豁然开朗，开朗的不光是一望无际，更重要的是绿油油的小草。本来绿就是健康的颜色，绿色可以使人的双目不再疲劳。目不疲劳，心也就不再疲劳，全身就会非常轻松，这时的心情就别提多好了。这时如果你面对一望无际的绿野再唱上一首草原赞歌，你就是再不高兴，这时也会很快地高兴起来，忘掉所有的忧愁和烦恼。春季踏青便是绿草原带给人们欢乐的有利证据。

树　树也是人们的好伙伴，室内养几盆铁树，栽几盆文竹，虽然铁树和文竹属于花类，但也有树木的性质，只不过适合于室内栽培。院内植几株松柏，种几棵果树，都会使你心扉怡然；当你走进繁茂的丛林中时，吸吸森林中的新鲜空气，心中的苦闷会荡然无存。这都是树木、竹林带给人的健康。就是你室内挂几幅树木或竹林的画卷，当你用心观赏时，你都会感到一种特殊的愉悦。树、竹开花不美，但当人观赏时会别有一番风味：杨树的茂密，铁树的刚劲，松柏的挺拔，文竹的清秀，果树的丰硕等等，都会让人赞叹不已。

水　水是人类的忠实伙伴，人每天都离不开水。人们不但要喝水，还要观赏水。对水的观赏由来已久，古代就有很多大诗人、大作家歌颂水，如李白的"遥看瀑布挂前川""唯见长江天际流"；杜甫的"无边落木萧萧下，不尽长江滚滚来"等，这都是水带给这些大诗人的灵感和雅兴。我们现代人更是向往水，向往大海，向往江河。每到闲暇之际，就会有成千上万的人涌向湖海江河。当你站在江河湖海之滨，那种感觉，就像你的心胸能把整个江河湖海甚至天空都装进去一样，开阔极了。这时你会感觉到，天大，地大，河大，海大，心更大，还有什么不能容纳的呢？

石　石是古今画家不可缺少的素材，我们常人也是很喜欢石头的。当我们远望峻山的时候，就会有"横看成岭侧成峰"的感觉。岭的绵延不断，峰的雄姿挺拔，都会让人心旷神怡。当你走进山中，你还会看到各式各样的、奇形怪状的石头，有的像这，有的像那，更是让你目不暇接。这时你还会有烦恼和忧愁吗？

能供人观赏的东西还有很多，如美丽的云彩、漂亮的楼阁、奇异的雕塑、宽敞的街道、可爱的动物、飞架的桥梁等。只要你喜欢观赏，任何一样东西，只要你喜欢看，都够你看上一会儿的，都会对你的情志有怡悦的作用。

八、运动疗法

运动是非常古老的保健形式，自古即有"生命在于运动"之说。运动从单纯为了满足生命延续的劳动，直至发展为从劳动中分离出来只作为锻炼身体、提高体质的一项运动，经过了一个漫长的过程。从古猿转变成人的过程是劳动进化的过程，这一过程，劳动主要是为生命延续以及适应环境而动，后来人们在满足温饱的前提下，才逐渐意识到运动对生命质量以及生命延续的重要性。至此运动逐渐被人们作为保健、防病、治病的一种方式，而且不断地被人们重视起来，华佗发明的"五禽戏"就是其中的具有代表性的体操运动，并为后世的医家和人们所推崇。后来的众多医书也相继提出了运动有利于健康的正确观点。

运动作为调节情志的方法，古代就已经广泛应用，只不过没有提出相应的理论，没有上升到理论的高度。其实运动和情志调节之间的关系是十分密切的。情志的顺畅是和气血、阴阳的协调密切相关的，无论是气机的变化，如气滞、气虚、气郁、气结、气逆、气陷等异常，还是血液的变化，如血虚、血瘀等的变化，都会导致身体内部的诸多不调和。运动作为人体本能的功能，除了具有满足生存需要以外，还具有促进血液循环，调理气机顺畅的作用。在气血得到运动调理之后，情志也就得到了很好的调理，也就起到了怡悦情志的作用，同时运动还作为一种娱乐方式来满足人们进行娱乐的心理需求。下面介绍几种常用的运动方法。

（一）器械运动

在有条件的情况下，借助于各种体育器材进行运动，是对身体很有帮助的，也能增强人们对运动的兴趣。现在很多小区的体育设施日趋完备，几乎每个小区都设有运动器材。这样既方便了人们的运动需要，也增强了人们之间的沟通。条件好的家庭还购买了跑步机等家庭运动器材，使那些不方便户外运动的人在家就能运动，起到调节气血、怡悦情志的作用。

（二）旅游

旅游的主要作用就是使心情开朗，同时还能开阔视野，增长一些知识，活动筋骨。随着旅游事业的不断发展，世界各地的旅游景地广泛开发，越建越美，越建越奇。我国近些年的旅游事业也有突飞猛进的发展，从南看水，到北观冰，往东望海，去西赏雪。东南西北都有令人赏心悦目的奇观异景。心情好的时候去旅游会使你的心情更好；心情不好的时候去旅游，欣赏一下美丽的景色，会使你的烦恼云消雾散；工作压力大的人去旅游，改变一下生活和工作环境，领略一下异乡的风土人情，会使你的压力忘之脑外。总之，无论什么样的人去旅游，爬一爬山，望一望海，赏一赏花，游一游水，定会令人心旷神怡，流连忘返；还有异乡的美味佳肴，荡漾一下肠胃，滋润一下口舌，对人的身体大有益处。既能陶冶情操，又可怡悦情志。

（三）钓鱼

钓鱼是一项既文明又高雅的活动项目。你别看往河边一坐，把鱼弦往河里一抛，然后静观鱼儿咬钩。这些极简单的动作，里面的学问可不少。首先你能呼吸到野外河边的清新空气，这里的空气对身体各系统、各器官的功能都是极有好处的；其次你处于一个有水有草、视野辽阔的优雅环境中，就会使你的心情豁达，忘记忧愁和烦恼，既能调节情志，又能陶冶情操；再次，等待鱼咬钩需要人心平气和地等待，既不能发出声音，又不能着急，所以这项运动是很磨练耐力的，对人的情志的调节很有疗效。

（四）慢跑快走

跑步是一项最为古老的锻炼项目，从猿的四肢爬行到人能直立行走，跑步由始至终伴随着人们的生活。所以跑步是一项极为常用的运动形式。人们通过慢跑快走可以有效地促进血液循环，活动肌肉筋骨。在我们跑步的同时两臂和身体其他关节肌肉也会有节奏地同步活动，这样就达到了两腿运动锻炼全身的目的。跑步锻炼要根据人体的身体状况来定，不能超出自己的承受能力，如心脏、肾脏、肌肉、关节等。在运动的强度恰到好处时，才能使全身的气血得到调和，才能有助于情志的调节。否则就不利于气血的运行，不但没有达到锻炼的目的，相反还会出现身体某一部位或多部位的损伤，给你带来痛苦和烦恼，反而出现了情志的异常变化，危害了身体。

（五）游泳

游泳是一项既消耗体力，又给人带来乐趣，还要注意安全的体育运动。人在游泳时全身每个关节、每块肌肉都能得到锻炼，更能使气血得到有效的疏通，使游泳者不但当时心情好，而且由于气机平和，血流畅通，游泳之后也能保持较长时间的很好的心情。尤其老年人，由于气血凝滞，非常容易发生各种老年病。通过一段时间的游泳锻炼，不但心情舒畅，还能通过气血调节和情志调节有效预防老年病的发生。应该注意的是游泳要循序渐进，不能操之过急。操之过急，不但对身体容易造成损伤，还会发生危险，尤其是爱好冬泳的爱好者，更要注意安全方面的问题，要循序渐进，否则对身体的不利影响是非常严重的，要量力而行，因人而异。

（六）武术类

武术运动包括很多，比如练剑、练枪、练棍，打各种拳及其他一些武术类别。其中太极拳是老年人非常喜欢的武术项目。太极拳的特点是动作缓慢，拳法易于掌握，性质内刚外柔，非常适合中老年人。无论是杨氏太极，还是陈氏太极，都有这个特点，所以深受中老年人喜欢。练剑也是中老年人喜欢的项目。由于练剑需要手、眼、身的配合，所以练剑也能起到综合保健的作用。总之武术类的运动可以调气血，平阴阳，柔和我们的心境，对情志的调节作用明显。

（七）球类运动

球的种类非常多，比较常见的有篮球、足球、乒乓球、台球、门球、羽毛球、网球等。这些球类可根据不同年龄段，并结合自身的身体状况和喜好而决定自己适合哪一种。因为只有你喜欢才会高兴，才会有益于心情的改善；只有你适合才不至于对身体造成损伤，才不会发生意想不到的烦恼。适合青中年的项目有篮球、足球、羽毛球、网球等，因为这些项目活动量比较大；适合老年人的有乒乓球、台球、门球等，这些项目活动量较小，不至于给老年人造成不应的伤害。所以选择适合自己的活动项目非常关键。

以上讲述了几种主要的运动形式，其他的还有很多，这里就不一一列举。我不主张评出哪项运动最好，哪项运动最差。每项运动都有其优点和缺点，不存在最佳运动，只存在最适合的运动。所以，只要人们能够根据自己的爱好、场地和身体健康状况来选择适合自己的运动，就能很好地调节气血，平衡阴阳，真正达到怡悦情志的目的。

九、心理疗法

心理疗法是近些年新兴的一种疗法，但发展却非常迅速，越来越为人们所重视。心理疗法主要包括心理咨询和心理治疗。

心理咨询是指患有情志异常的患者到具有心理咨询执业执照的机构去获得消除情志异常的过程。

心理治疗则是针对那些已患有严重心理障碍的患者所进行的临床治疗。

心理咨询和心理治疗的主要区别在于：心理咨询是以一对一的话术而达到怡悦情志的目的；而心理治疗由于所面对的患者的病情相对较重，除了话术以外，还可以借助仪器和药物。

在当今高度发展的经济社会中，人们的工作压力和生活压力越来越大；中小学生的学习负担也越来越重；人与人之间的关系更是越来越复杂。这些因素就必然会导致人们经常因为各种大事小情而发生情志的变化。在发生了情志异常之后，绝大多数人都采取了闷在心里的处理方法；一少部分人不分青红皂白地发泄出去，结果造成矛盾；极少部分人则会采用更为极端的发泄方法，结果损人害己。那些闷在心里的人一部分人越积越重，越闷越堵，最终导致情志上的严重障碍，不但影响了自身的健康，还会给家庭乃至全社会带来不可估量的不良后果。

对于上述出现情志异常而又采用其他疗法，如自控疗法等都不能控制的就可以采用心理咨询的方法，借助心理咨询师的话术来消除自己的情志异常，以达到恢复正常工作和生活的目的。

对于上述出现了严重的心理情志障碍的采用心理咨询也不能见效的患者，就必须到专业的心理治疗医院或心理治疗专科进行治疗，在心理治疗师的指导下进行必要的话术、器械，甚至是药物的治疗，以达到彻底治疗的目的，使身心逐步走向健康。

总之，心理疗法对以上列举的情志异常的患者，无论是成人还是学生，只要患者能够积极配合治疗，都能取得很好的疗效。

十、暗示疗法

心理暗示疗法是指用含蓄的语言或行动，可以使患者增强治疗疾病的信心或是不以为自己得了不治之症的方法。

心理暗示疗法看似无关紧要，但在患者心里却可产生极大的反响。有些患者就是在不良的心理暗示作用下，本来并不是什么不治之症，却忧郁成癌症而导致意外死亡；也有的患者得了癌症，医生及患者家属没有把疾病实情告诉患者，而且还经常鼓励患者小病趁轻容易治疗，吃一段时间药很快就好了，这样的患者真就存活了十多年，甚至几十年没有什么事。

心理暗示疗法主要适用人群是恶性肿瘤患者。至于糖尿病、心脏病、高血压病等也不容忽视，甚至有的人已把恶性肿瘤判为死刑，而把这三种病判为死缓。所以，只要得了癌症以及这三种病，就必须保持良好的心情和心态。

那么怎么才能让癌症患者保持心情舒畅呢？除了对患者隐瞒实情之外，心理暗示就非常重要了。针对一些疑难病患者，尤其是癌症患者，做一些恰如其分的心理暗示是很有必要的。因为恶性肿瘤的患者心里都特别敏感，特别恐惧，如果处理不好，会给患者造成巨大的心理负担，对该病的治疗造成很大的障碍。

针对这样的患者应该怎样进行心理暗示呢？以往多采用单纯的保密方法，这种方法对癌症患者的治疗的确起到了积极的作用，但同时也具有局限性。因为有的患者也要看看自己的病例，尤其是那些有一定文化水平的患者，更想了解一下自己的病情。病历上是必须实事求是地诊断清楚的，如果执意不让患者看病历，患者不但会怀疑，甚至有的聪明的患者马上就知道自己已经得了不治之症。这样反而使患者心理负担加重，对疾病的治疗大为不利。

针对隐瞒不住的患者，与其硬要隐瞒，还不如干脆告知，在告知之后，一方面嘱咐患者疾病很重，需要积极配合医生治疗；另一方面对家属说，现在医疗科学很发达，癌症已经可以治愈了，只要积极治疗，很快就会恢复，不需要恐慌。在对患者家属说这些话时，既要表面瞒着患者，实际还要让患者偷着听见，这样就会在一定程度上打消患者的恐惧心理，相比硬瞒着患者的方法要好一些。但这个过程要有意地安排好，既要让患者听见，又不能让患者感觉是我们有意安排的。这种明说严重、暗示能治的方法，是一种没有办法的办法，如果操作好了，对癌症患者的治疗，肯定会起到很好的积极的推动作用。

另外对某些患者是否可以采用秘密建立两套病历的方法，让患者看没有诊断癌症的病历，这样患者就会确信自己真的没有得癌症。这种方法需要严格保密，并需要家属的积极配合，有必要时还可以签一份合同，以备日后查找。

心理暗示的方法很多，一句话，一个举动，甚至一个眼神，都会给重病患者重新燃起灿烂的生命火花。只要能使患者的情志得到调节，使他们的心情得到愉悦，我们每一位医生的良苦用心都不会付诸东流，重病患者的生命之花就会重新绽放。

十一、七情互制疗法

七情互制疗法在中国古代的临床上是一种非常常用的方法，它的机理主要是依据喜、怒、急、忧、悲、恐、惊之间的相生相克理论，尤其是相克的理论。

五行相克的顺序是：木克土，土克水，水克火，火克金，金克木。五脏又与五行相配为：肝属木，心属火，脾属土，肺属金，肾属水。由此可以推断出五脏的相克顺序为：肝克脾，脾克肾，肾克心，心克肺，肺克肝。而五脏又和情志关系甚为密切，并与七情相属配，则为：肝主怒与急，心主喜，脾主忧，肺主悲，肾主恐与惊。从以上的论述中我们自然而然地把七情与五行相联系，其中间的纽带则是五脏。所以也就逐步形成了情志之间的相克关系：怒与急克忧，忧克恐与惊，恐与惊克喜，喜克悲，悲克恐与急。这就是七情之间的相克关系。

（一）下面我们首先谈一下怒与急克忧愁

忧与愁归脾所主，脾气虚弱或脾气不畅最易引起忧愁的情志变化，同样，忧愁日久也易损伤脾气，使脾气郁结凝滞，不能正常发挥脾主运化的功能，而出现恶心、食欲不振、情绪低落等。这是由于脾气结滞，气滞则血瘀，上不能升发而散，下不能理顺而排，故有瘀滞之证。怒与急为肝所主，在肝气不畅、肝阴不足或肝阳上亢时即可出现怒与急的情志变化。中医理论正是因为忧愁使气血瘀结而不能升散，所以才利用怒和急可以使气机疾速运行，遂可以使气滞升发、瘀血消散来克制忧愁所引起的气血瘀滞，使瘀滞快速散去，食欲不振、不思饮食、情绪低落等症得以治愈。中国古代的很多医生没有用药而治愈忧郁病，就是采用让人发怒使其郁滞得散，瘀血得除，最终达到连用药物都很难治愈的瘀滞疾病得以根除。下面举一个真实的大家都非常熟悉的病例来证明七情之间的互制作用。

激怒法　战国时代的齐闵王由于忧愁日久而患了忧郁证，便请宋国名医文挚来诊治。文挚详细询问了病情，并结合脉象诊断后，对太子说："齐王的病只有用激怒的方法才能治好。"在得到王后和太子的同意后文挚就采用了激怒的方法：先与齐王约好看病的时间，结果第一次文挚没有来，然后又约了第二次，第三次，文挚都没有来给齐闵王看病，齐闵王非常生气，痛骂不已。过了几天文挚突然来到齐闵王面前，连君臣之礼也不施行，鞋也不脱就上到齐闵王的床上，并不时地在床上来回走动，问疾看病也是用粗言野话来有意激怒齐王，齐王实在忍不住了，便起身大骂文挚，而后口吐鲜血，不久齐闵王的忧郁证就痊愈了。齐闵王这一怒一骂，胸中蓄积了很久的瘀滞一下子发泄出去，气血通畅了，忧郁证也就很快地痊愈了。

从这个古书上记载的真实病例来看，齐闵王所患的忧郁证就是长期忧虑所致。忧虑属脾，忧虑日久致使脾气郁结。怒属肝，肝克脾，怒胜忧。文挚以怒激齐闵王，使其大怒不止，气疾而行，遂致脾气郁结随气而散，吐出而愈。

这个病例也从另一个角度证明了"忧"应属脾，而不应属肺。

华佗在临床诊疗中也曾使用激怒法治疗由于忧愁日久而患的忧郁证，这里就不再赘述。

怡悦法　清代有一位官府大官数日愁眉不展，闷闷不乐，不思饮食。找了很多医生都无法医治。后来请了一位老中医经四诊之后，对这位大官说："你得的是月经不调证，调养调养就好了。"这位大官听后捧腹大笑，认为这位医生连男女都分不清还给自己这样的大官看病，真是可笑之极。每次想起来都大笑不止，慢慢地他的抑郁证竟然好了。一年后这位大夫告诉他实情，这位大官才恍然大悟。

这个病例与齐闵王的病例基本相同，但此病例中的大夫却采用了怡悦之法。为什么用怡悦之法也能起到异曲同工的作用呢？忧郁之证多由各种原因引起的脾气郁结，脾气虚弱而致。在五行中肝主怒而克脾、忧，心主喜而生脾气，用怡心悦志之法补益脾之虚弱，虚弱之脾得以恢复，则运化功能自然正常，不思饮食的症状便得以解除；又因心主喜，喜则气活，适当之喜使郁结之气变得活跃，气活血则活，气血活跃，瘀滞也就能自然消散，闷闷不乐的症状也就可以消除。

所以同一病证用不同的方法治疗也可以起到治疗的作用，获得同样的疗效。这就是中医学上所说的"同病异治"。这就要求医生在诊断和治疗疾病时不但要审明病因，对证治疗，而且还要灵活运用，巧妙应对，不能墨守成规，一成不变。

医圣张仲景也曾经用过此疗法。张仲景的乡里有一位医学前辈，这位医学前辈由于忧虑过度而患忧郁证，整天不思饮食、表情呆滞。其家人请张仲景给予治疗。张仲景诊断完后，开了几副中药给其家人，并嘱咐其家人一定要把药方给患者看完后再抓药。其实张仲景开的药方就是几种常吃的粮食。那位医学前辈看完药方后大笑不止，笑张仲景水平太浅，还敢给自己看病，真是不知天高地厚，太可笑了。笑罢告诉家人不能拿药，还把药方挂在醒目的地方，每天看后都要大笑一会儿。慢慢地这位医学前辈的忧郁证竟然好了。其机理也是由于心生脾、喜则气活而起作用。

（二）我们再谈谈惊恐克喜

在谈之前我们先看下面的例子。

痛苦疗法（惊吓悲伤疗法）　　明朝有个农家子弟自幼勤奋，科举第一年中秀才，之后中举人，再之后中进士，喜讯频传，其父大喜。由于过度喜悦遂导致狂笑病，多方治疗不效。后来朝中御医对其父说："你的儿子已经死亡。"老父听后大惊又大悲不止，御医看时机已经成熟，老人的精神状态已基本正常，这才又告诉老人其子已被救活。

这个病例是采用了肾克心而衍变出来的惊恐克喜和大悲反侮喜两种方法。五行中心属火，肾属水，水能克火，故肾克心。五脏配五行中心主喜，肾主惊、恐，所以惊、恐就能克喜。心主喜，肺主悲，心火克肺金，喜就克悲。当肺金过旺又能反侮心火，故悲在过极时可以反侮喜。其父因其子屡次中榜，故高兴过极遂致狂笑病。御医就是采用惊恐克喜、过悲反侮喜的理论，用恐吓的语言惊吓老父，老父遂惊恐而大悲，一克一反侮，使老父的狂笑病得以控制，很快痊愈。

以上仅举了四个实际病例来阐明情志互制疗法的客观性和可行性。希望通过上述举例能够起到举一反三的作用。在临床工作中会遇到很多有关情志异常的病例，我们根据病情的变化也可采用情志互制疗法来治疗。只不过需要注意的是：一是要辨明病情和病因。二是可以根据实际需要而采取恰到好处的具体治疗方法。因为病情变化极为复杂，若审不明病因唯恐弄巧成拙。

十二、因势利导疗法

因势利导疗法就是用解释的语言把患者所遇到的他认为不吉利的预兆或不吉利的梦呓顺势向良好的方面解释清楚，打消患者心中的疑惑和顾虑。

每一个人在一生之中都会遇到许许多多的不愿遇到的事，也同样会做一些各式各样的梦。尤其气血不足的人更爱做让人恐惧的梦、让人费解的梦。这些事或梦就会经常萦绕在患者的脑海里，经久不去。这时患者最易想到的就是遇到这事不吉利，做了这样的梦不是好兆头。因此患者就会成天忧愁悲伤，精神不振。不但情志会发生巨大的变化，同时更会给患者的工作以及生活带来阻碍。所以我们就要根据具体的情况顺势引导患者，无论遇到什么事、做了什么梦，都是好的预兆。

那么当患者遇到这种情况后我们应该如何应对呢？主要的办法就是因势利导，解除患者心中的顾虑，情志异常也就迎刃而解了。

第一，当患者遇到不吉利的事时，我们一定要把不吉利解释成吉利

假如某人早上上班遇到塞车，他心里肯定会很不高兴，感觉今天很倒霉，早上一上班就不顺利，这一天都会不顺利。这时我们就可以跟他解释塞车与他无关，就是你今天不上班，这里也会塞车。如果遇到较为迷信的还可以这样解释：人的每一天的困难都是有定数的，早上塞车让你遇上了，这一天的其他时间就没困难了，办什么事都会很顺利。

有的人早上遇到出殡的就感觉特别晦气，你就可以解释为出殡是要有棺材的，人早上遇到棺材是要发财的。

有的人出门怕遇到钉子，一遇到钉子心里就不舒服，总觉得出门碰钉子办什么事都办不成。这时你就可以解释为碰到钉子是好事，说明你要办的事已经板上钉钉了，十拿九稳了。

第二，当患者做了不好的梦时，我们也要向好的方面解释

解梦这方面早已有先例：在古代有一位学士上京考状元，还有几天就要到开考日期了，这位学士在住的地方做了两个梦，第一天梦见自己在晴天时穿着蓑笠，第二天梦见一颗白菜长在墙头上。学士醒来很是纳闷，就赶忙跑到集市上找到一个解梦的先生。这位解梦先生告诉学士不用考了，肯定考不上，因为晴天穿蓑笠是多此一举；墙头上长白菜等于白忙一场。学士听后很是沮丧，回到旅馆准备回家。学士的举动被旅馆老板发现了，了解了原因之后对学士说："我也会解梦，从你做的梦来看你一定能考中。"学士问其故，老板说："晴天穿蓑笠是有备无患；墙头上长白菜明明是高种吗，高处种白菜，就是预示着你能金榜题名。"学士听后心情开始好起来，遂决定不回家了，准备考试。经过学士的积极努力和充分备考，等发榜后，学士真的金榜题名了。其实并不是真的梦见墙头上长白菜就一定"不中"或是"高中"，而是一个梦的两种解释对学士的心理产生了迥然不同的两种结果：一个是垂头丧气、情绪低落，根本无心参加考试；另一种则是心情愉快、士气高涨，考试就能正常发挥，结果高中。

从这个古老的例子可以看出，同样一个梦由于解释的内容不同，对做梦者的心理影响也就不同，所产生的结果更会不同，尤其对那些心理素质较差的人来说尤为敏感。

在日常生活和工作时，我们也会经常遇到因做梦不好而产生情志异常，进而影响正常工作和生活的，这时就需要我们积极地为其解释。如果有人梦见了太阳，就可以解释为预示你以后的生活和工作会像太阳一样，前程光明、工作顺利、生活美满；梦见了天黑，你就可以解释为梦都是反梦，预示着你以后的路肯定是处处光明等。

以上主要谈论了两个问题，一个是遇到不吉利的事，一个是没有做好梦。无论是患者碰到什么样的不顺利的事，或是做了什么样的不好的梦，总的一个原则就是要让他本人产生积极向上的精神动力。这就要求我们医生知识要丰富，反应要敏锐，态度要和蔼，语气要坚定。只有这样患者对我们的信任度才会增大，才会达到预期的目的。

十三、自控疗法

自控疗法就是指患者自己调控自己情志的方法。这种疗法很重要，也很有效。因为人是高级动物，有主观能动性，也有自我约束力。通过自己对自己的有效控制和调节，完全可以控制自己的情感和情绪。其他疗法基本都是通过外因或是通过外因影响内因而起作用，而自控疗法则是完全通过内因而起作用，从而达到愉悦情志的目的。

人只要生活在世界上、社会里，就要生存，就要工作，就要成家，就要立业，就要交友，这些都是我们每一个人必须经过的生活过程。在这个复杂的过程中难免会遇到一些不顺心的事、不高兴的事、令人痛苦的事、令人忧愁的事、令人恼怒的事。一旦遇到这些事情，绝大多数的人要发生情志上的变化：要么烦恼，要么愤怒，要么忧愁，要么悲伤，要么抑郁，很少有人能控制住自己的情志。控制不住就要影响自己的身体健康，产生多种疾病。所以学会自己控制自己的情志很重要，也很必要。

下面就介绍几种方法供大家参考。

自控疗法主要分为：自我劝解法、自我分散法、自我安慰法、自我压抑法、自我忘却法、自我礼让法。

1. 自我劝解法

在生活或工作当中经常会遇到别人对自己不理解的时候，或是自己不理解别人的时候，或是有其他不愉快或想不开的事情的时候，此时如果自己不能控制自己，那就会钻进牛角尖，不能自拔。时间一长，对自己心理上的打击会越来越大，会因别人不理解自己或自己不理解别人而整日烦恼，委屈、疑惑、心烦、恼怒都会与日俱增，最终可使自己萎靡不振，精神崩溃，甚至变生很多的疾病，严重损伤着自己的身心健康。这时自己必须采取合适的方法来劝解自己：比如别人不理解自己时自己就想，别人有别人的看法，他又没钻到我心里去看，他哪知道我这么做事的理由，能解释清楚就解释清楚，实在解释不清楚就别勉强解释，免得越解释误解越深，最好让实践来证明自己是正确的。假如自己不理解别人的做法时自己就想，别人有别人的思维，别人有别人的生活准则，他那样做事可能有他的理由，是对是错也要用实践来证明，不能强人所难。这就要求我们每一个人要经常站在别人的角度看问题，你个人也能得到劝解。其他不愉快或想不开的事也是如此，也要经常站在不同的角度来考虑问题，这个角度想不开，换个角度去想就可能想开了。想开了心情就会好起来，情志也就得到了调节。

2. 自我分散法

也称自我转移法，就是当你遇到烦恼、愤怒、忧愁、悲伤的事情时，不去想这个事，而是去做别的事情，分散一下注意力，再令人烦恼的事情也会被淡化甚至被忘掉。当你遇到任何一件不顺心的事情时，均可采用自我分散法来调节自己。人生在世不如意不顺心的事在所难免，有些人能自我分散，烦恼就能慢慢地过去或是抓紧时间去解决；而有的人则心里装不了事，又不会自我分散，整天沉浸在痛苦和烦恼之中，对身心的危害是极大的。不会自我分散的人最好是学会自我分散法，学会了并且有效地利用，就可以减少很多的烦恼和痛苦，甚至没有了烦恼和痛苦。分散转移的方法很多，比如打扫一下家里的卫生，帮助家人做一做别的家务；或是做点自己喜欢做的事；或是参加一些自己喜欢的体育娱乐活动，像下棋、打球、唱歌、跳舞、聊天；经常参加一些有益于身心健康的社会活动；经常和朋友聊聊天；也可以把心中的苦闷向知心朋友诉说诉说；有条件的还可以换一换生活环境，出去旅游，领略一下异地风情，观赏一下异地风景，肯定会达到"乐不思蜀"的目的，从而怡悦了情志。

3. 自我安慰法

就是在情志发生变化时自己安慰自己的方法。这种方法适合于自己受到心理打击，或是自己受到了委屈，或是自己受到了挫折等等。比如学习上或工作上遭受失败的时候，你就要安慰自己：这次虽然失败了但不能气馁，要重新振作起来，争取下一次一定成功；当自己受到委屈的时候，也要自己安慰自己：这事肯定是给搞错了，不能着急生气，一定会有真相大白的那一天；当自己受到了挫折时，更要安慰自己：困难是暂时的，冷静地对待，肯定会有办法解决的，车到山前必有路嘛。

4. 自我压抑法

就是在极度愤怒、悲伤和喜悦的时候，强行控制自己的情志，以免发生不可预想的严重后果。通常所说的"忍"或称"忍让"与本法大同小异。其实本法对身体是有一定伤害的，因为在压抑自己情志的同时，体内的气机得不到疏通，从而影响机体的血液供应，使身体受到损伤。那为什么还要采用这种方法呢？因为人在极度愤怒、悲伤和喜悦的时候，由于气机会发生严重的失控，怒则气疾、悲则气消、过喜则气机过度活跃而致疾，这些均会发生严重危及生命的疾病，如中风、昏厥甚至死亡；也可能发生情绪过极的冲动行动，如自杀、行凶等等，这些后果远比身体受到损伤严重得多。因此，在情志发生严重异常，情况万分紧急的时候，首先要压抑情志，控制情绪，保住自己和他人的生命，然后再用其他方法调控，以期情志得到完全调理至正常。即使自己非常有理，过错全在对方，自己也要压抑情志、控制情绪，免得一时冲动做出傻事来，到那时有理也变成没理了，后果不堪设想。

压抑情志、控制情绪的方法也很多，主要是在情绪异常波动的一瞬间要想到几个问题：

①要想到父母养育培养自己这么多年很辛苦，非常不容易，如果自己因为一时冲动而干出傻事来，最接受不了的就是自己的父母，因为他们绝不希望自己辛辛苦苦养育大的孩子眨眼间变成自杀者或是杀人犯。

②要想到父母的养老问题，自己一时冲动图个痛快，父母的后半生谁来赡养，谁来尽孝。

③要想到别人的生命和家庭，不能因为一时冲动危及他人宝贵的生命和幸福的家庭。

④也要想到自己生命的宝贵和美好的前途，不能因为一时冲动毁掉自己大好的前程。生命是短暂的，而且也只能有一次，应该学会珍惜。

人在一时冲动的时候可能没有时间想这么多血就往上撞了，大脑就开始发热了。这就提示我们平时就应该学会怎么压抑自己的情绪，做到大事化小，小事化了，以提高自己的心理素质、综合素质。

5. 自我忘却法

就是忘掉那些可以使自己发生情志变化的往事。

①**忘掉仇恨和怨恨**：每个人生活在世界上、社会里，不可能不和其他人发生摩擦和矛盾，有的自己甚至认为是仇恨。如果采取报复的行动，不但损伤别人，而且对自己也没有任何好处。况且每天心里总是装着仇恨和怨恨，对自己的身体本来就是一个伤害。所以我们要忘记仇恨和怨恨，敞开我们博大的胸怀，宽宏大量地对待别人，这时我们的心情就会开朗、豁达许多。

②**忘记忧愁和烦恼**：人的一生会遇到很多令人烦恼和忧愁的事，这些愁事如果不能及时地忘掉，而是放在心里，就会影响气机，伤及内脏。久而久之还会变生出更为严重的疾病来。所以尽快忘掉忧愁、忘掉烦恼，对人的身心健康都有非常大的益处。

③**忘记悲痛和伤心**：令人悲痛的事大多与失去亲人有关，当失去亲人的时候，悲痛是在所难免的，但应该有个度的限制，不能悲痛起来没头没尾，人死是无论如何也不能复生的，而活着的人还要好好地活下去。这时就要把悲痛忘记掉，尽快从悲痛中解脱出来，以使自己的生活走入正常的轨道。

令人伤心的事大多与感情有关，多数是自己认为别人做了对不起自己的事而感到伤心。但凡遇到使自己伤心的时候，自己可以站在别人的角度换位思考一下，就很容易忘掉那些令自己伤心的事。

④**忘记悔恨和自责**：人在一生之中可能会做错几件事，这时自己就会悔恨不已，甚至自责，责怪自己当时为什么会那样做。一旦遇到这种情况时光后悔是无济于事的，重要的是要吸取教训，教训吸取了便可忘记过去所发生的不该发生的事，重新振作起来，只不过是从头再来。

⑤**忘记负担和压力**：人生在世就要承担相关的责任和义务，要想履行自己的责任和义务，肩上就要有负担，心里就要有压力。但总是天天想着负担和压力，不但责任和义务没有履行好，反而把身心搞垮了，愁是没

有用的。这时应该忘记负担和压力，放下包袱，轻装上阵。

⑥**忘记攀比和名利**：名利对于人来说是非常重要的，有相当一部分人把名利当作人生追求的目标，并为之而努力奋斗和拼搏。在为之奋斗的漫长过程中，不可避免地会发生一些情志上的变化，严重的还会损伤自己身体，甚至危及生命。如果每个人都能知足常乐，忘记名利，不与别人攀比，那么每个人的身心健康就能得到保证，就能换来一生的平安和真正意义上的长寿。

6. 自我礼让法

就是从自身做起礼让他人的方法。这种礼让他人的方法与上面讲过的"忍让"（自我压抑疗法）完全不一样，一个是强压怒火忍让，一个是主动、自愿、快慰地礼让。

礼让的范围很广，可以渗透到任何一个角落，包括工作上的，生活上的，亲情体贴上的，朋友往来上的，甚至与素不相识的人也会存在礼让等等。

我在2001年认识一位老先生，当时这位老先生已经91岁高龄了，却耳不聋，眼不花，行走自如，见人始终是微笑着说话。我很惊异像他这么大年纪的人为什么老而不衰呢？后来我询问了很多这位老先生的同事、邻居才弄明白其中的缘由。原来这位老先生在年轻的时候就一直能理解他人，善待他人，礼让他人。

其实老人家年轻的时候工作是非常努力的，工作效率也很高，所以经常被评为厂劳模、系统劳模、市劳模，但老人家却经常找到领导，主动要求把自己的劳模名额让给别人，以鼓励别的工人更加努力工作。

单位分房子时，老人家看到有的工人没有分到房子而闹情绪，他又主动找到领导要求把分给自己的房子分给别的工人。当时家里人很不理解，他就劝解家里人：劳模当不当无所谓，上班厂里不是发给咱工资了吗，够用就行呗；房子虽然小点，但毕竟有住的，还有那么多的同事没有房子住，住职工宿舍，甚至租房子住，咱们让出一套房子，就能解决一位同事的困难。有的同事说他傻，他只是一笑了之。类似的礼让他人之事不知做了多少。

20世纪90年代，哈尔滨市实行70周岁以上的老年人凭敬老证可以免费乘公交车。够70周岁的老年人蜂拥着去办敬老证，好坐车不花钱。而这位老先生却执意不办，他认为现在上班的人压力也大，工作也累，而且说下岗就下岗，心理负担太重，够辛苦的了。我们都过了70周岁了，不用上班了，不上班就尽可能不去坐车，上车别人还得让座，这样不就给上班的人添麻烦了吗？应该把座位让给那些上班劳累的人坐，好让他们能歇一歇。自己在小区里走一走，锻炼锻炼，既安全，又不给司机和乘客添麻烦。

这位老先生一生都是这样礼让他人，处处替别人着想。因为他有礼让他人的心态，所以他的心情就好，因此他就能长寿，90多岁，身体还那么硬朗。

在中国古代也有很多关于礼让他人的记载，像"孔融三岁能让梨”就是一个非常典型的礼让例子。

　　清朝时出现了一个“六尺巷”，也很有代表性：事情是说有一个姓张的人家与一个姓吴的人家因为三尺宽的地盘而相争不休，姓张的说姓吴的占了他家三尺，而姓吴的说姓张的占了他家三尺，争论不已，好长时间没有结果。姓张的便给自己家正当宰相的张英写了一封信，以获得宰相张英的帮助，好夺回三尺之地。张英宰相看完书信后便回复了一首七言绝句诗：

　　　　千里传书只为墙，

　　　　让他三尺又何妨。

　　　　长城万里今犹在，

　　　　不见当年秦始皇。

　　这首诗写得既简单明了，又寓意深刻。意思是说一千来里路传来的书信只是为了一堵墙，你就让他三尺又何妨呢?！想当年秦朝为了抵御匈奴，耗尽了国家的财力建设了万里长城，可现在万里长城仍然安在，而秦始皇却看不到今天的万里长城，也不知道现在的人对修建万里长城是做如何评价。张英宰相的这首诗就是要告诉自己的家人和邻居相处要礼让，不要因为三尺之地伤了邻里之间的和气。张家的人看完诗后，理解了张英的用意，很是懊悔，遂决定让出三尺之地。吴姓家看到了这首诗，也非常受感动，也让出三尺。张家让三尺，吴家让三尺，这就形成了“六尺巷”。至今尚存，被后人传为佳话，也感化着后人。

　　上面仅仅举了几个例子，其实在我们的生活和工作中礼让的表现是多方面的，小到吃喝、行走、乘车，大到国家与国家之间的外交往来，无不需要礼让的存在。如果生活在地球上的人们都能礼让他人，我们的世界将是无比美好、更加和谐的世界。

礼让不仅反映一个人的心态，更代表一个人的品质和素质。经常能够礼让他人的人，不但自己心情愉快，心胸开阔，而且还能得到别人的认可和赞誉，同时也会给其他人带来温馨与快乐。

以上讲了六种自控的方法，这些方法可以单独使用，必要的时候也可以同时使用，可根据自己的具体情况酌情而定，只要能调节好自己的情志即可。

十四、爱的疗法

爱主要分为怜惜之爱、友情之爱、亲情之爱、夫妻之爱等四种。

1. 怜惜之爱

是指对遭受不幸的人、动物以及物品等所表现出的同情、爱惜和援助。通常是指对与自己没有血缘、亲情、友情关系的人（本篇不讨论动物及物品）所付出的爱，我们常称之为"爱心"。当我们遇到有困难需要帮助的人时，如果我们都能够伸出援助之手帮一帮他，他的困难就可以得到迅速解决，他的忧愁、急切、悲伤等的情志变化就能很快消除。这在我们具有五千年文明史的中华民族表现得尤为突出，每每遇到大灾来临之时，我们各民族的同胞都会伸出援助之手，帮助那些由于灾难而家破人亡的同胞，使他们尽早摆脱灾难的阴影，过上正常的生活。古代是这样，现代更是这样。即使不是灾难临头，就是日常生活中也是一方有难，八方支援。除了为灾区捐款捐物以外，还有那些捐款救治病人的，捐建希望小学的，资助困难大学生完成学业的，帮助困难家庭脱贫的等等，举不胜举。这都说明中华民族平时就已养成了互相帮助的社会风气。假如整个世界人人都能具有爱心的话，那我们的世界就会变得更加温馨、更加和谐，世界上的每一个人都可以摆脱烦恼、忧愁、愤怒、悲伤和惊恐，那时的世界真就变成了我们所共同期待的大同世界。

2. 友情之爱

就是朋友之间所产生的友爱。每个人生活在世界上都会有很多的朋友，这些朋友没有血缘关系，都是建立在互尊互敬、真挚诚恳的基础上。这样的朋友不但不会引起你情志上的波动，而且还会使你生活充实，心情愉快。当你遇到困难或是不愉快的事情时，真挚的朋友就会向你伸出友爱之手，帮你渡过难关，让你从痛苦之中走出来。即使是生气、着急、上火这样的简单的情志变化，真挚的朋友也会来安慰你，劝解你。这就是真正的朋友，这就是真正朋友之间真挚永恒的爱。它区别于那种"酒肉海里论朋友，饭粒山头谈兄弟"的酒肉朋友。让我们共同架起友谊的桥梁，让朋友之爱永放光芒。

3. 亲情之爱

是指有血缘关系的直系亲属以及由血缘关系衍生出来的其他亲属所形成的爱。其中最近的是祖父母、外公外婆、父母、兄弟姐妹、子女。这些亲人是你至亲至爱的，是除了夫妻以外的任何亲情都代替不了的亲人。当你因某件事而发生情志变化时，这些亲属，尤其是家庭成员，就会付出亲情的爱，来抚平你心中的愤怒、痛苦、悲伤和恐慌。这是血缘关系所形成的无私的爱。当你年幼的时候，你的父辈、祖辈会细心地抚养你、教育你，抚育你成人；当你成人以后，你的兄弟姐妹又会帮助你、关心你，助你事业有成；当你年老的时候，你的子女更会体贴你、赡养你，陪你颐养天年。随着经济社会的不断发展，我们有责任来升华这种亲情之爱。

4. 夫妻之爱

是世界上最亲最近的爱，这种爱是同床共枕、朝夕相伴所产生的，是任何爱也代替不了的爱。主要分为情爱和性爱。

情爱是指夫妻共同生活所形成的感情。作为家庭的最初组成者的夫妻，也要互尊互敬、互恩互爱，这样的夫妻才能幸福，家庭才能美满，也就不会发生情志上的变化。如果夫妻之间相互猜疑，有一点小事就斤斤计较，不能互相理解和忍让，不但要发生情志上的变化，而且还有可能发生意想不到的严重后果。所以要想家庭幸福、夫妻恩爱，就要相互理解，经常沟通。对方如有情志变化，另一方一定要帮助平息，关心体贴对方，用夫妻之爱来消除对方的烦恼和忧愁。夫妻之间的一句贴心的话语，一个火辣的眼神，一个温情的拥抱，都可使对方感到无比幸福。

性爱是指夫妻之间的肌肤之亲。夫妻之间的爱抚和高质量的性生活是维持夫妻感情的重要调节剂、黏合剂、催化剂，有了它，夫妻的感情就会天长日久，直至地老天荒。但有很多的夫妻就是因为性生活的不和谐而产生矛盾，最终导致婚姻解体。因此而导致情志异常自然不言而喻，有的夫妻甚至因此形成了疾病，更有甚者还会走上不归路。所以夫妻性生活是否和谐极为重要。要想有一个和谐的性生活很有讲究，涉及姿势、时间、场所以及相互之间的配合等等，这也是一门学问，需要夫妻共同去学习，去探讨，去实践。

健康的爱是一种力量。有人为爱伤透了心，有人为爱流干了泪，有人为爱成就了事业，有人为爱断送了性命。所以我们提倡健康的爱。有了健康的爱，社会才会和谐；有了健康的爱，家庭才能幸福；有了健康的爱，夫妻才能携老；有了健康的爱，烦恼才能消除。所以只有有了健康的爱，我们的生活才能充满阳光；只有有了健康的爱，我们的情志才能得到调畅；只有有了健康的爱，我们的身体才能拥有健康；只有有了健康的爱，我们的世界才会更加美好。

十五、艺术疗法

艺术在历朝历代都被尊为高雅的、崇高的行业，既可以为国家的需要服务，又可以陶冶人们的情操，愉悦人们的情志，还能给后人留下宝贵的文化遗产和财富。所以从有人类以来的每一个时期，都有许多著名的艺术家给我们留下了光辉灿烂的艺术珍品，同时也推动了历史的发展。正是这些不辞辛劳的艺术家们的辛勤劳动，才创造出那么多的具有极高价值的艺术作品，给人们的业余生活增加了快乐和美的享受。

艺术的种类极其丰富多彩，包括书法、绘画、写作、雕刻、音乐、剪纸、制作工艺品以及各种表演等等。下面就简单地介绍一下。

1. 书法

书法最大的要求就是心静。无论你属于哪一派，还是你的书法水平怎么样，只要你要练书法，或是想写出好作品，前提只有一个，就是心静如水。否则，你的心不能安静下来，心绪烦乱，即使你再有多么高的水平，你这时写出的作品也不会达到预期的目的。所以你想练书法，想写出好作品，就必须先练心静，去除怒急、忧愁、悲伤、惊恐等的异常情志以及各种私心杂念。这也是为什么调节情志会选择练书法作为一个疗法的主要因素。其实那些专业搞书法的或业余爱好书法的人，他们的情志调节都非常到位，能长时间地保持乐观的状态。

这就是因为练书法需要心静，需要专注，必须抛开所有的不良的情志变化。久而久之也就自然而然地忘记烦恼和忧愁了，情志也就得到了有效的调节。

练书法适应的人群很广，任何一个年龄段都可以学习，从两三岁到白首老人，都能从练书法中找到乐趣。幼儿练书法，主要是锻炼手和脑的协调性，对智力也有开发的作用，也能为以后从事书法事业打下基础，只要不影响学习即可；中、青年开始练书法也很好，从年轻时就开始内练心境，外练水平。如果能一直坚持下去的话，肯定会书法水平和健康长寿双丰收。老年人练书法更好，因为老年人身体都比较弱，不适合做剧烈的体育锻炼，又不用上班和劳动，在家时间长，闲着没有事情做，练一练书法，既可以陶冶情操，又可以遣送孤独。真正达到老有所为、老有所养、老有所用、老有所乐的目的。

书法的种类有很多，可以根据自己的具体爱好来决定。开始时可以练楷书，慢慢的功底深厚了就可以练行书，具有浪漫性格的人还可以练草书等等。其他还有篆书、隶书等。

书法的门派也很多，如王体、张体、柳体、颜体等等，喜欢哪派就学习哪派，只要能对情志、对健康有利的都可以。

总之，书法对人的修养是很有帮助的。

2. 绘画

绘画的要求高一些，专业性要强一些。虽然要求高，专业性强，但对那些用心的人来说，没有什么困难不可以克服。更何况我们所要绘的画主要是为了调节我们的心态，怡悦我们的情志。这样一来就扩大了绘画的适应人群。只要我们爱好，只要我们想通过绘画来延年益寿，谁都可以学绘画。哪怕是从零开始。

绘画的种类也很多，有素描，有国画，有油画，有漫画等等，喜欢哪种就画哪种。

3. 写作

写作是指用文字的形式来完成艺术作品。写作的体裁很多，包括散文、小说、诗词、寓言等。

散文是写作形式比较灵活的一种，它没有什么条条框框的约束，只要中心明确，段落清晰，文字流畅即可。

小说要求有完整的故事情节和人物的刻画，要有很强的观察能力和语言的表达能力。小说的种类主要分为：微型小说、小小说、短篇小说、中篇小说、长篇小说。

诗词是以押韵为主要表现形式的文字艺术。主要分为：自由诗、格律诗、词。自由诗比较随意，句子长短没有规定，诗的长短也没有规定，只要押韵，并能表达一定的思想内容即可；格律诗的要求比较高，不但要求严格押韵，每句的字数、每首诗的句子数都是有严格规定的，格律诗中的律诗还要求第三句和第四句、第五句和第六句必须对仗；词和格律诗一样，句子的字数和句子的多少要受词牌的约束，需要对仗的也一定要对仗。

另外写作诗词还需要一定的想象力和凝练能力。

写作的素材很多，写作的体裁也很多，只要我们喜欢，只要能丰富我们的业余生活，只要能丰富我们的晚年生活，使我们每天都有好心情，我们就可以去写，去创作。经科学研究证明，人如果能经常并适当地进行一些脑力劳动，不但可以促进青少年的大脑发育，对中年人也有保持记忆和思维能力的作用，对老年人还有延缓大脑过快地衰老的作用。

4. 音乐

音乐是什么时候出现的，我想谁也说不清楚。但有一点是可以肯定的，那就是音乐可以带给我们美的享受，可以陶冶我们的情操，可以怡悦我们的情志。所以音乐从古到今都在伴随着人们的生活，成为人们生活的一部分。

音乐的种类也很多，首先可以分为声乐、器乐、作曲等。

声乐就是以唱歌为主的音乐表现形式，是人们极为喜欢的一种音乐形式，人们的喜怒哀乐都可以通过唱歌来抒发出来。

器乐就是用乐器演奏的方法来表现音乐。乐器演奏的难度要大一些，不像唱歌那么简单，那么普遍。领悟演奏乐曲的内在含义也要困难一些。但乐器演奏确实能充分反映出作曲者和演奏者的思想感情。

作曲就是创作歌曲或乐曲。可以有歌词，也可以没有歌词。有歌词的叫谱曲，没有歌词的叫创作乐曲。你的喜怒哀乐都可以通过你所作的曲子体现出来。当别人唱着你的歌、奏着你的曲子时，你也会有成就感、喜悦感。

音乐的调式也不尽相同，有悠扬的，有激进的，有进行速度的，也有悲惋凄凉的。悠扬的曲调可以给人带来美的享受，产生心旷神怡的感觉；激进的乐曲可以给人以力量，催人奋进；进行曲速度的乐曲可以让人大踏步地向前走，直至成功；悲惋凄凉的音乐可以使你过于兴奋、过于喜悦的情志慢慢地沉静下来，也可抒发你心中的郁闷和悲伤。

音乐就是这么神奇。无论你是喜欢作的，还是喜欢唱的，还是喜欢奏的，都能通过音乐表达出你的心情，宣泄你的压抑。这种宣泄是高雅且适用的，只要不给别人带来听觉上的不良刺激，你便可以尽情地表现。古今中外，有多少成功人士都曾受益于音乐的熏陶。所以音乐带给人们的快乐是无限的，对人们美好生活的促进作用也是不可估量的。

5. 舞蹈

舞蹈是一门艺术性很强的运动。舞蹈既需要音乐的支持，又要有运动的参与，所以说舞蹈是音乐和运动的有机结合。

舞蹈的种类很多，主要有古典舞蹈和现代舞蹈之分。世界上几乎每个民族都有自己民族特色的古典舞蹈和现代舞蹈。还有一些不分民族的舞蹈以及各种交谊舞。舞蹈之所以能怡悦情志，促进健康，是因为舞蹈既有音乐的陶冶，又有身体的运动；既能平衡阴阳，又能调理气血，怎么能不促进人们的健康呢？只不过需要注意的是要因人而异，要根据年龄、体质、爱好的差异来选择舞蹈种类。

总之，艺术是多种多样的，又是千变万化的。无论你喜欢哪一种，只要注意方式方法，只要能够坚持经常，就会对我们的身心健康有帮助，对我们的情志异常有调节作用，有的还会创造出更大的价值来。

十六、信仰疗法

信仰是人们在生活中对某种思想、主义、宗教，甚至是某个人的信服、崇拜而产生的心理依托，并奉行为自己行为的准则。由于人们的生活环境不同，性格不同，思想不同，世界观不同，所形成的信仰也就不尽相同，甚至会产生很大的差异。由于信仰的差异，对不同信仰的人的人生影响也有很大的差别，同时信仰对人的情志的影响也是不容忽视的。在这里我们主要探讨一下不同的信仰对于情志变化的调理作用。

人们的信仰种类很多，单是宗教信仰就有几十种，不过影响较大的而且和情志密切相关的宗教主要有佛教、基督教、道教等。

（一）道教

道教起源于我国的战国时期，其创始人为老子。道教的主要思想是以养生为主的，道教以朴素唯物主义辩证法系统地论述了人之始生至生长衰老的基本过程，并提出了很多的养生方法和原则。一些重要内容还被收载于很多医学书籍之中，同时也造就了很多医学大家，最为著名的是唐代伟大医家孙思邈。孙思邈既精于医道，又通于佛典，还善于道经。道教中的养生思想在孙氏所作的《千金要方》和晚年所作的《千金翼方》中都得到了淋漓尽致的体现和发挥，专门列设"养生"篇进行专论，其中包括了很多与情志有关的养生内容，使道教养生思想在情志方面得以发展。因此，孙氏的部分著作又为后来的道教经典所收载，成为道教养生内容的重要组成部分。孙氏也因能调情志、淡饮食而高寿141岁，成为中国古今无人不晓的老寿星。所以我们如果能选择道教中适合我们生活的调情志的内容方法，对于我们的健康是大有益处的。

（二）佛教

佛教于公元前起源于印度，是释迦牟尼创立的。大约在战国时期传入我国，并在我国广为流传，甚至在中国的流行程度已远远超过了起始国——印度，所以才有"源于印度，兴于中国"之说。佛教是以唯心主义为出发点，主要内容涉及到"善恶因果"和"三世轮回"等观点。也就是说人做了善事可以得到善报，人做了恶事必然得到恶报；并且提出人在活着的时候修行好的死了之后可以上西方极乐世界，甚至成佛；修行一般的可以转世，托生为下一代人；修行不好的便下地狱，受尽折磨，而且永世不得超生。这些观点显然带有一定的迷信色彩，因此有一些人就每天祈求佛主保佑发财，保佑升官，保佑平安，保佑死后能去西方极乐世界，成菩萨、成佛。

我个人认为信佛的真谛不在佛主保佑什么，而在于佛所提倡的"行善积德"，这才是佛教经典所要传播的真正内容。如果全世界的人都做善事，没有恶行，那么我们的世界将没有烧、杀、抢、盗、欺诈，我们整个世界的人们都将生活在互尊互让、愉快温馨的氛围中，那世界将是多么的美好。所以我认为信佛有以下三种好处：

第一是能调整心态，做到不争、不夺、不抢，与世无争，但不能不思进取。

第二是能调整心境，保持一个肃静的环境，既有利于自己情志的调节，又不去干扰别人。

第三是要做到寡欲，求欲不能太过，包括食欲、寝欲、性欲、衣着欲、欢乐欲、成就欲等六种欲望。

不给别人增加麻烦和烦恼，这才是信佛的比较高的境界。像那些企图用信佛来达到飞黄腾达的目的的信奉者，只是拿佛当自己的保护伞，这绝不是佛教的根本。

现在许多信佛者不但自己祈求佛的保佑，甚至把这种思想扩展到上学的孩子的身上，企图让孩子信佛，信佛了就能学习好，考上好中学、好大学，找到好工作，甚至发财、升官。这种想法是更不可取的，会耽误孩子的大好前途，贻误孩子的终身。

另外我个人对"化缘"的行为有所看法，一个信奉佛教的人应该是自食其力，不应该化缘。如果化缘了，也应该把"化缘"得到的财物施舍给那些饥饿寒冷的人，而不应该只顾"盖庙宇、塑金身"，甚至自己挥霍。无论是自愿上寺庙去送钱，还是和尚挨门挨户去化缘，每一分钱都是人们的血汗钱，你拿走一分，老百姓就要多一分汗水，对身体就会造成一定的损伤，情志就会发生一定的变化。由于某些和尚的不劳而获给很多人带来了痛苦，这样的佛教徒是传播佛教还是播散痛苦呢？所以每一位佛教信奉者在自食其力的前提下行善事，才是佛主的真正用意，才能真正使人们在愉快中得到幸福。

佛教中还有很多忌口，主要是忌荤。忌荤的好处我们可以这样理解：肉类可以升高血脂，造成很多种血脂升高所引起的疾病，如心脏病、高血压、脑血管病、脂肪肝、糖尿病等。但也要考虑营养的问题，毕竟生活在社会上的人不像寺院里的和尚那样悠闲，没有压力。社会上的人需要工作，需要养家糊口，就需要大量的营养的补充，来维持身体的正常功能。所以忌肉类也要因人而异。

葱、蒜、韭菜、酒并不属于荤物，忌食这些使很多人不能理解。如果我们从另一个角度去想，就可能会理解，也就是葱、蒜、韭菜、酒有非常难闻的特殊气味，如果你自己吃完，一旦到公共场所被其他人闻到，就会使其他人很烦恼，给其他人带来不愉快。从这个角度讲，吃葱、吃蒜、吃韭菜以及喝酒还是有损他人的，不但给别人造成烦恼，就连自己也会因此而发生情志异常变化。

（三）基督教

基督教的创始人是耶稣。基督教后来的分支很多，派别如云。但他们的共同点都是唯心主义的世界观，相信上帝主宰一切。我们所要提倡的是有益于我们情志的内容。基督教作为第二大教，信奉的人很多，而且有与日俱增的趋势，这些信奉者绝大多数是相信了"上帝主宰一切"，祈求上帝的保佑，保佑平安、保顺利，并相信死后能上天堂。

我不是上帝的信仰者，但我身边的信仰者在劝我信基督教时常常提起上帝不许他们生气，不许骂人，不许打人，不许收取别人财物，不许欺骗别人等等。我因不是基督徒，也没有时间去研究《圣经》，但单从"道听途说"来的那些"不许"，我就觉得这些内容对我们调情志、养身心还是可取的。"不生气"本来就是调情志的内容；"不打骂别人"也就可以避免遭别人打骂，这样就可以少生气或不生气；"不收取别人财物，不许欺骗别人"也就不给自己增加压力和烦恼。这些内容的的确确可以调节我们的情志，愉悦我们的心情，甚至对于我们做一个合格的人都是有帮助的。

上面主要谈论了道教、佛教、基督教对于情志的调节作用，在前面讲过基督教不许打骂人，不许欺诈人，不许收取别人财物，和佛教所宣扬的"行善积德"有异曲同工之妙。都是劝导人们做好事，不做坏事，不损害别人，不给别人添麻烦。所以如果二教能同舟共济，那我们的世界会更加和谐美好，人们的心情也会更愉快，生活也会更加幸福。

（四）墨家思想

除了宗教信仰外还有很多思想可以信仰，比如战国时的墨子创立了墨派思想。墨派思想的精髓是"兼爱"和"非攻"。"兼爱"和"非攻"主要提倡人与人之间要和睦团结，友善互助，不要你争我夺，尔虞我诈，用这些时间来研究自然科学，会更有益于人类。墨子用他提倡的"兼爱"和"非攻"影响和教育了很多人，也阻止了很多战争的发生。墨子和公输班的云梯较量就是一个很有说服力的例子：公输班研究成功了一种可以攻打城墙的云梯，将用来攻打宋国，墨子听说后，不怕辛苦，走了很多天赶到楚国，针对公输班的攻城云梯用自己研制的器械给破解了，公输班无奈只能放弃用云梯攻城的想法，从而避免了一次大规模的战争，使楚国和宋国的人民免遭生命的涂炭和家破人亡的痛苦。这个例子说明墨子的"兼爱"和"非攻"的思想小可调节人们的情志，大可拯救一个国家。由此我们可以联想到假如中国古代的历朝君王都能采取墨子的"兼爱"和"非攻"的做法，好用省下的时间和精力去发展自然科学，用发展自然科学作为治国的方针的话，中国古代的人民不但可以长期安居乐业，无忧无虑，同时我们的伟大祖国也会更加发达强盛，也不至于被帝国主义列强烧杀抢掠，人民流离失所，国破家亡。这是一个非常值得深思的问题。

（五）儒家思想

儒家思想的一个主要内容是"中庸之道"，倡导任何事物都不能太过，也不能不及，尤其对于情志方面更是如此。孔子曾给其弟子举了两个例子：一个人的母亲去世了，这个人悲伤欲绝，哭得死去活来，严重影响了正常的生活；而又有一个人的母亲去世了，这个人一点都不悲伤，像没事一样。孔子就此两种情况给弟子解释：第一种由于母亲去逝而悲伤欲绝，属于太过，人的生与死本来是很正常的事情，是谁也抗拒不了的，悲伤是理所当然的，但太过就会对活着的人造成伤害，活着的人总是要继续生活下去的；第二种则属于不及，人都有父母，都是父母辛辛苦苦把自己养育成人，孝是每一个做儿女的应尽的义务，更何况还有几十年的感情存在，他母亲去世他一点都不悲伤，就说明他在孝道方面是很欠缺的，所以称之为不及。这种"中庸之道"用在情志调节上对健康是大有益处的。尤其是"喜"，本来七情之中就"喜"是良性情志，对身体有好处。如果发生了不及，"喜"就会向"悲"的方向发展，对身体造成损伤；如果发生太过，"喜"就会向"怒"所造成的气机疾行的方向发展，也会对身体造成损伤。所以

"喜"也要"中庸"。其他非良性情志就不要"中庸"了，还是不发生为好。

（六）法家思想

法家的代表人物韩非子提倡治国要有严明的法律，而且法律必须得到严格的执行，国民才能得到非常安全的生活环境，人民才能安居乐业，因此就能免除惊恐、忧愁、愤怒等的情志异常的发生。

以上简单介绍了几种宗教及思想派别对人们情志的影响。总的来说，无论哪种宗教或思想派别，只要我们能够吸取其中的有利于情志调节的健康内容，就能对人们的情志起到调节的作用。所以无论是信仰宗教，还是信仰思想派别，只要不把其宗旨领悟偏差，都不失为调节情志的好方法。

十七、宠物疗法

提起宠物，大家并不陌生，因为宠物就是指我们平时都见过的猫、狗、鸟、鱼之类的小动物。这些动物和人已经结下了深厚的友谊，成为人类的真挚朋友，也给人类带来无穷无尽的快乐。

狗　狗是人类忠实的朋友。从古到今都认为狗是忠臣，是最忠实于主人的。在众多的宠物之中狗是饲养最多、最普遍的，也是最会和人嬉戏的，可以使人沉浸在欢乐之中。尤其那些性格内向的人以及比较孤独的老年人，更适合养一条自己喜欢的狗，每天都有可爱的狗为伴，一定会增添生活的乐趣，减轻甚至消除老年人的孤独感和郁郁寡欢的心境。

猫　人们对猫的印象也是非常深刻的，因为猫最初的责任是捉拿老鼠，人们把它当作是一种武器，一种护卫粮食的武器，所以猫才深受人们的喜爱。以前每家都会有一只猫，尤其是广阔的农村，老鼠非常猖獗，人们不得不养一只猫。不过近些年猫的工作和地位发生了变化，不再是捉老鼠，而是向宠物的行列迈进。由于猫的外观小巧玲珑，所以特别讨人喜欢。猫从自己捕食老鼠为生，到目前的被人精心饲养，地位也发生了戏剧性的变化，实实在在地成为供人欣赏的宠物。

鸟　鸟是美丽的，可爱的。养鸟的人虽然不像养狗的人那么多，但养鸟依然使一些人娱乐无穷。鸟除了外观美丽以外，它的叫声也是令人陶醉的，尤其那些会学话的鸟，更是让人听了快乐无比。

鱼　养鱼是室内比较高雅的爱好。通过欣赏奇形怪状、五颜六色的鱼，足以使我们的心情豁朗，情志愉悦，兴趣倍增。当今社会会养鱼的人越来越多，而且还不分性别、年龄，是一项老少皆宜的活动。不但增添了居家的高雅氛围，还会令家人心旷神怡。

其实宠物的种类是非常多的，其他还有养鸡的、养兔的、养蛇的、养鼠的、养猪的等等，只要你喜欢的动物都可以作为宠物来养。但也要注意不要影响或损害别人，同时还要避免疾病的传播，并且要注意环境卫生。

不能因为自己的快乐，给自己甚至别人带来烦恼。

十八、棋牌疗法

棋牌的应用具很悠久的历史，尤其是围棋和中国象棋，它们产生的年代可以追溯到战国时代甚至更早。自从有了围棋和象棋，历朝历代，都会有很多的人参与其中。对于研究步法来说，单是民间就已经具有相当大的规模，何况还有很多人是以棋为乐呢。其中中国象棋在民间更是家喻户晓，几乎每家都有会玩的成员。其他的棋类和牌类也数不胜数。这些棋牌的的确确带给人们无穷无尽的乐趣。

中国象棋　是非常普及的一项体育项目。由于中国象棋步法简单，对奕用时较少，参加人数仅为两人，但既锻炼思维，又不乏乐趣，所以深受国民的广泛喜爱。国家有中国象棋协会，有中国棋院；各省市也有中国象棋协会。每年都有各种级别的正规比赛。除此之外各个单位，各个体育场所，老年娱乐场所，社区活动场所也都设有中国象棋专用场地；每个家庭也几乎都有一副象棋，甚至大街小巷都可以见到三五成群的人在玩和观看下中国象棋。可见中国象棋在丰富我们的生活，怡悦我们的情志方面是多么的重要。

国际象棋　国际象棋的走法与中国象棋的步法有相同的地方，亦有不同的地方。但它们的作用基本是一样的，都可以锻炼思维，带给人以快乐。只不过在中国，国际象棋远不如中国象棋那样普遍，所以很有普及的空间和必要。

围棋　由于围棋子粒众多，步法复杂，耗时较长，一直也没有得到广泛的普及。但近几十年，随着中日韩的围棋擂台赛的定期举行，以及其他众多赛事的开展，围棋也逐步得到国民的重视和喜欢。现在有很多老年人活动室和社区活动站都设有围棋场所，更可喜的是现在有很多青少年开始学习围棋。预祝围棋将成为丰富生活，调节情志，陶冶情操的重要棋类，为人们的健康服务。

军旗　军旗是青少年喜欢的一项棋类活动，对青少年的情志调节，发挥了巨大的作用。因为军旗有类似于两军交战的场面，适合青少年的心理需求。所以青少年每在玩的时候都会感觉特别愉快，在锻炼了青少年的智力的同时，对他们的身体健康、心理健康都将获得更大的益处。

五子棋　是一项崭新的又被青少年和女士们非常青睐的体育项目。五子棋用子较少，步法简单，易于掌握，普及性很大。我个人认为这项活动在中老年人群中普及，对他们的身心健康也是有益的，既不需要太大的脑力，又增加了生活的乐趣。所以在各个年龄段中广泛开展五子棋活动很有必要，很有前途。

跳棋　跳棋的步法极为简单，但却锻炼人的连贯思维，其中的乐趣还是很高的。目前玩跳棋的人群还是以儿童、青年及年轻女性居多，如果能把跳棋的参与人群推广到中老年人更好。尤其是思维能力下降的老年人，更应参与到跳棋活动中，这样不但增强了老有所乐的兴趣，调节了情志，还可以在力所能及的范围内改善一下老年人大脑的活动能力，起到一定的预防老年痴呆的作用。

扑克　扑克由于具有价格便宜、玩法多而又不严格要求场地、趣味性很大的特点，所以深受国民的喜欢，已成为牌类中最为普及、最为广泛的一种娱乐活动。既然是娱乐活动，它就一定会给人带来欢乐，就一定能调节人们的情志，改善人们的不佳的心理状态，有益健康和长寿。因此号召大家积极参加此项活动，无论是操作性还是趣味性，都会得到国民的认同。

麻将　麻将也是一种娱乐性很强的活动，虽然不像扑克那么便宜，不那么普遍，但用家喻户晓来形容一点也不过分，尤其老年人中有一部分不爱运动的人群，对麻将的痴迷程度达到废寝忘食的地步。不过在麻将给我们带来欢乐之余，注意身体，控制好时间，杜绝赌博还是很有必要的。

桥牌　桥牌实际是扑克玩法的一种。由于桥牌难学难精，需要细致周密的心算，所以人们对它很陌生，会玩的人很少。但它确实是一种既锻炼思维记忆能力，又很文明高雅的体育活动，所以在国民中推广很有必要。尤其是中老年人，思维能力日渐衰退，运动能力逐渐下降，如果能学会桥牌，不但可以锻炼保护大脑，也能从中得到快乐，怡悦情志。

以上列举了部分常见的棋牌类娱乐活动种类。这些棋牌无论是对青少年还是中老年都有增强智力、怡悦心情的作用。但是我们也应注意到棋牌再好，如果你不能正确地利用，对身体对情志也是有害的。有很多人利用棋牌赌博，赢了高兴过极，输了心情不快。如此玩棋牌不但对身体无益，有的还会在输赢中失去健康，甚至失去生命。

十九、收藏疗法

收藏是很多人的爱好，因为收藏有很多的好处。第一，可以增长知识：好多的收藏品本身就是一种文化的象征，如写作的诗词和文章、书法的作品、绘画的作品等；第二，可以有极大的增值空间：一些收藏品的价值本来就非常昂贵，存放时间越长，增值就越多，也就越昂贵，甚至价值连城；第三，可以从中寻找到许多乐趣，做自己爱做的事本身就是其乐无穷的。

可以收藏的种类有很多，如自己的一些作品；名人的字、文章和用品；专业书法家的字；画家的画；好的文章和诗词；使用过的和各种纪念邮票；各种钱币和纪念币；各种动物、植物标本；已经不再生产的商品；天然的宝石及其雕刻品；工艺精湛的器皿；就连保护建筑和名胜古迹也属收藏之列，只不过不是个人收藏，是属于国家收藏。

收藏者不分年龄，老少皆宜；亦不分职业，做什么工作的都可以；也不分贫富，比较富裕的可以收藏贵一些的，比较困难的可以收藏价格低廉的，有一些还可以不需花钱的。总之，只要喜欢，量力而行。

收藏之所以对情志有调节的作用，原因是多方面的。但主要的原因还是当你欣赏你所收藏的珍品时，心情是非常愉快的。为什么会愉快呢？就如前文所言，你所做的事是你自己喜欢做的，你所收藏的东西是你自己喜欢的。同时当你把你极为喜欢的东西拿到手时，你还会有一种成就感和满足感。尤其在你心情不好的时候，看一看你收藏的字画，看一看你收藏的钱币，看一看你收藏的书籍，看一看你收藏的邮票，看一看你收藏的照片，你都会感觉非常快乐。这些收藏品会撩起你对美好往事的回忆，会使你的脑海里浮现出对美好未来的向往。这时你的心情会豁然开朗，忘记所有的不愉快。

从上面的叙述可以看出，有收藏爱好的人是非常美好的，也是非常乐观的，既能帮你凝固对往事的回忆，又能怡悦你的情志，何乐而不为呢。

二十、交谊疗法

什么是交谊呢？交谊就是交往、交情、友情、友谊。也就是人与人之间的友好往来。它所涉及的范围很广，只要是人与人之间的友好的往来、接触，就可称之为交谊。不能简单地局限在交谊舞的狭小范围。

1. 积极参加交谊舞以及其他集体舞蹈活动。这种活动在前面的"运动疗法"中已经讲过，在这里主要要强调的是集体活动。为什么要参加集体活动呢？第一是因为集体活动氛围好，特别适合有孤独感的人改善生存环境和活动空间。这样就可以让本来孤独孤僻的人受到人群环境的感染，从而使心情好转，使情志怡悦。第二，人多的环境可以促进人与人之间的交流，在谈话中打开心扉，忘记心中所有的烦恼。

2. 广交朋友，与朋友聊天。人交的朋友多了本身对自己的情志就会有调节这样的作用：一方面会有成就感，你看我的朋友遍天下，到哪个城市都有朋友为我接风，心情自然就会好很多；另一方面，朋友多了和朋友交往聊天的机会就多了，烦恼自然而然地就会抛到脑后；再则朋友多了就好办事，有点什么困难或是忧愁，通过朋友一帮忙，这些事很快就解决了，你说他能不高兴吗？

3. 要学会向朋友倾诉。人最可怕的性格是过于内向，有什么事总是憋在里，不能及时地与人沟通，更谈不上向朋友倾诉了。久而久之，不但情志异常会越来越重，而且还会发展成为神志方面的疾病。能够及时地向知心朋友倾诉，把憋在心里的话都倒出来，这时患者就会感到心里特别敞亮。如果再加上朋友的开导，压在心里的大石头一下落了地，患者很快就会轻松下来，逐步走向健康。

总之，别把自己闷在家里，要走出家门，到外面去，和朋友同事积极沟通，融在社会的大家庭里，对每个人来说都是一件非常有意义的事，毕竟人属于群居动物。总把自己封闭起来，过着与世隔绝的日子，终究会出大问题。

二十一、物理疗法

物理疗法是指采用物理学的技术而起到治疗和康复作用的方法。这种方法现在在临床上已广泛应用，但用来调节情节还没有深入的研究和使用。在我接触的一些患者中确实有用物理疗法而达到调节情志、愉悦心情目的的有效病例。

物理疗法种类很多，每一种疗法都有自己的优点，这里不能一一阐述，只能选几个有代表性的使用较普通的方法做一简单的介绍。

（一）远红外线

远红外线是一种电磁光波，是位于红光以外，波长为 0.76～1000 微米的光线，但能够被人体吸收的远红外线仅为 4～16 微米的光线。因为人体内也可以释放 4～16 微米的远红外线。如果体外通过穿透力而进入体内的同样波长的远红外线与体内释放的远红外线相遇，二者就会产生共振，共振的结果是增强了热效应。通过研究发现远红外线具有以下的功能。

1. **恢复体力（激活细胞活性）**　通过外界给予的远红外线与体内自身释放的远红外线相共振，能起到活化细胞、改善细胞活力的作用。尤其是处于病态的和衰老的细胞更能为远红外线的温热效应所激活，从而达到改善、促进、活化和康复的作用。在中医学里实际是起到了"恢复体力"的作用。

2. 活血化瘀（改善血液循环和微循环）　人身通过远红外线的一定穿透力和温热效应的传导，不但可以活化血液细胞，加快大、中、小血管中血液流动速度，预防栓塞，同时还可以更大限度地改善微循环，使毛细血管中的血液流动顺畅，有利于物质的交换。在中医学中是属于"活血化瘀"的范畴。

3. 吐故纳新（促进新陈代谢）　人体新陈代谢是人的生命的基础，一旦新陈代谢停止，人的生命活动也就终止。即使新陈代谢出现障碍，也会使人体形成很多的疾病，如痛风、糖尿病、肥胖等。通过远红外线活化细胞，改善血液循环和微循环的作用，能有效地促进新陈代谢，吸收到更多的营养物质，排出更多的体内垃圾废物。在中医学中属于"吐故纳新"的范畴。

4. 扶正固本（提高免疫功能）　远红外线的各种功能可以作用于人体的所有细胞，也就包括了人体的免疫细胞。免疫细胞被激活了，免疫力也就能增强了，也就不容易得像感冒、肺炎、肝炎、肾炎这样的感染性疾病了。在中医学中属于"扶正固本"的范畴。

以上简单地介绍了远红外线的主要功能，有些人认为远红外线疗法是近些年才开始采用的，其实不是。早在古代，人们就已经认识到温热疗法并积极使用这种疗法。如人患着寒凉胃痛时经常用手去抚揉；风寒湿疼痛用热炕头去烙或是用火直接烤等。这些都是古代人们使用远红外线疗法的具体体现，只不过那时没有人能知道远红外线是什么，也没有这个概念罢了。随着科学的不断发展，人们逐渐认识了远红外线的本质，便相应出现了各种具有远红外线疗法的纤维和医疗器械，代替了古老的一些方法。

那么远红外线是如何调节情志的呢？从理论上讲有几种因素：第一，远红外线可以刺激穴位，通过经络的传导而调节经络瘀阻。第二，远红外线可以通过温热效应调理气血，使气血运行通畅，从而达到活血化瘀、疏利气滞的作用。第三，远红外线可以调理阴阳，使阴阳达到高度平衡。这三个方面都有利于情志的调节。

从实际应用上讲，只要对身体有益处，只要能缓解疼痛，只要能治疗疾病，病好了，不难受了，不花钱了，心情自然而然的就会好起来。

（二）磁疗

磁疗在我国已应用很久，早在公元前二百年左右时，人们就开始使用磁石来治疗疾病。后来的一些书籍如《神农本草经》《名医别录》《新修本草》《千金方》《本草纲目》等名著中都对磁石的内服和外用做了分别的论述。其中《千金方》中的"磁朱丸"治疗眼疾，千百年来久用不衰。外敷的疗法更是以疗效显著、适应证广、使用方便、无痛安全、易于操作、经济适用而为人们所认可，并逐渐形成了一种新型疗法——磁疗。

磁疗是用磁场作用于人体而达到治疗目的的一种疗法。它的优点很多，这也是由磁石的多样性来决定的。按动态来分有动磁和静磁；按强度来分有强磁和弱磁；按磁力线的分布来分有均匀磁场和非均匀磁场。这些特点不同的磁场可以根据病情的不同来选择，这样不但可以对症治疗，增强疗效，同时也扩大了治疗的范围。关于磁石的种类，这里不做阐述，本篇主要介绍一下磁石的主要功能以及对情志异常的调理作用。

1. **活血化瘀**　磁疗无论是通过穴位治疗还是局部病灶治疗，都可以明显改善血液循环，逐渐清理瘀血。无论是心血痹阻还是全身其他部位的瘀血，都可通过磁石的活血化瘀的作用而逐渐消散。

2. **消肿止痛**　中医有"通则不痛，痛则不通"的理论，无论是肿还是痛，中医都认为是由于气机不畅、血液凝滞而形成。磁石有明显的调气行血的作用，使瘀阻散尽，气血通畅，肿即可消散，痛即可祛除。

3. **调血安神**　血和神志是密切相关的，神志离开了血，神志就无所依附，神志无所依附就会出现逆乱，就会发生各种神志情志的变化，例如失眠、心烦、恼怒、恐惧、抑郁、狂躁等等。这些神志情志的变化都可以通过调理气血而达到治疗的目的。

4. **理气调经**　气是气机，经是经络。人体内的气机和经络与情志的关系十分密切，无论气机不畅还是经络被阻，人都会发生情志上的变化，如怒急、郁闷、惊恐、悲伤等。

物理疗法还有很多，如电脉冲疗法、激光疗法、水浴疗法等等。无论哪种方法，只要用得得当，都会对情志异常起到调节的作用，关键在于辨证是否准确，治疗仪器选择是否恰当。

情志治疗疗法综述

关于情志异常的治疗，前面已谈了 21 个疗法，但这些还很不够，能够调节心情、怡悦情志的方法很多，只要不违反法律法规、不违反道德规范，凡能够调节情志的方式方法都可以采用。

前面讲了很多方法，如中药疗法、针灸疗法，只要是能调气血、平阴阳的药物和穴位，都能达到怡悦情志的作用，不一定只局限于书面上标明的具有怡悦情志的某一种药物或是方剂。中医经典中早就提出了"同病异治，异病同治"的治疗法则，只是近一百多年来由于西医西药的引入，人们的治疗观点发生了巨大的变化，开始迷信药品说明书，说明书上写着的治疗范围就可以治，没写的疾病就不能治。这种现象在中成药上尤为突出。因为中成药说明书上的治疗范围是经过多少例临床验证所达到要求的，说明书上没写的疾病就是没通过临床验证，那就能说这个中成药就一定不治这些病吗？有的跌打损伤的患者服了专治跌打损伤的药却同时把心脏病治好了；有的胃病的患者服了治胃的药却把神经衰弱治好了。有很多人说是歪打正着，其实是对症了。前一例说明患者所患的心脏病是"血液瘀阻"型；后面的一例是"气血不足"型。这是科学，绝不是歪打正着。上面讲的这种不正常的现象不但患者要注意，就是我们大夫也要引起高度的重视。总的来说，不管大夫用什么药，只要大夫给患者治好了疾病，患者心里自然就高兴。任意一种疾病都会给患者带来痛苦，从而引起情志的异常。所以治好了任何一种疾病都会消除患者的痛苦，都会起到怡悦情志的作用。

再如艺术疗法，艺术的范围极广，包罗万象。任何一种有艺术追求的手工制作和一些机械制作，都包含着艺术的成分。运动疗法也是一样，被列为体育比赛项目的是运动，没被列为体育比赛项目的，只要身体运动了就可以促进血液运行，就能达到活血化瘀的目的，对情志的调节就有帮助。因为你喜欢，你就高兴。再加上一定的运动量，不就起到怡悦情志的作用了吗？

不过，因为每个人的具体病情不同，性格爱好也不同，所以所采用的方法也一定要因人而异。你不愿意做的事，却偏偏让你去做，你肯定不高兴。这里我们必须要深入理解"投其所好"这个词。

其实我们讲了那么多调节情志的方法，归根结底就是调节心情。调节心情，心是第一位的。在"理论篇"中，我专门谈了心的重要性，因为心主神明，是五脏六腑的主宰。这里我再举两个例子来佐证这一点：记得二十多年前有一个报道说有一个心脏病患者需要换心脏，但没有找到人的心脏，只好给他换上了猪的心脏。人是活下来了，但奇怪的事慢慢发生了，这个患者自从换上猪心以后，他的一些行为也向猪的行为发展，比如有意无意地用嘴拱墙，而且平时常发出像猪一样的"哼哼"声等。这些行为是患者以前根本没有的习惯。还有一个例子，也是心脏病的患者需要换心脏，这个患者比较幸运，找到一个被判死刑的杀人犯的心脏。换完之后人也幸存下来，但是这个患者的性格却发生了根本的变化。患者以前是一个既遵纪守法又性格开朗、乐于助人的人，自从换了杀人犯的心脏之后，逐渐发展成了沉默寡言，而且还经常有杀人的想法和动机。

这两个例子用现代的科学知识是解释不了的，而用中医理论却能充分地解释。因为心主神明，人的大脑的一些想法和人的一些做法是受到心主神明的功能主宰的。患者原来的心不能工作了，换了其他的心，那他的一些想法和做法就要受新换的心所主宰。换了猪的心，那这个猪心就要支配人体向猪的行为发展；换了杀人犯的心，这颗心就会支配人体向杀人犯的心理变化。这是多么令人恐怖和担忧的后果。

虽然这两个例子用现代科学还解释不了，也就形成不了什么现代的医学理论，但它确实证明了一点，提示了一点。证明了什么呢？证明了古老的博大精深的祖国医学的"心主神明"理论的真实性和科学性。现代医学的解剖学、生理学只能体现人体一个系统，一个器官，一个组织，一个细胞，甚至一个基因的功能，它缺乏人体各部之间的联系性；而祖国医学所体现的正是人体的整体观念，虽不能像现代医学那样细致入微，但却能通过表面现象看到本质。心主神明就是一个典型的例子。在2000多年前我们的祖先就已观察到了心与大脑之间的主宰与被主宰的关系，而现代医学发展这么迅速可目前还是做不到。

那么这两个例子提示我们什么呢？提示我们如果再有需要换心脏的患者在选择心脏时就要选择心地善良、性格良好、乐观向上的人的心脏作为心源，否则即使换了不良心源的心脏，人是活了，但人活的质量就会明显下降。若真的因为换了杀人犯的心脏而受心人成了杀人犯，那就会更大地危害了人们的安全、社会的安定。那就不是简简单单情志异常的问题了，不能不引起我们高度的重视。

总之，调节情志，怡悦情志，总是以调节心情为主的。调节心情的方法也是多种多样的，单凭本书里的治疗情志异常21法是远远不够的。这是一门科学，也必须作为一门学科来专门研究、深入研究。尤其在现在这个到处都存在竞争的社会环境里，更要重视人们的心理负担的加重、情志的变化。只有把情志异常问题调理好了，才能促进人们的健康，才能对整个社会的发展提供安全保障。

附　　篇

情志异常与现代医学的关系

现代医学又称西医，是在西方医学的基础上，经过上千年的不断发展，尤其是近一百多年来的突飞猛进的发展所形成的一门医学科学。它是以解剖学、生理学、病理学、实验室化验、物理影像学为基础。临床诊断的病名也是和中医病名大不相同，不像中医病名那么难懂；理论也比较直观，不像中医理论那么抽象。但临床治疗上却各有千秋。

通过西医方法诊断出的疾病病名很多，已达近千种。尽管病名繁多，但有一点是和中医不谋而合的，那就是在研究发病的病因上，都承认绝大多数的疾病均与情志异常（西医称为精神因素）有关。尤其在目前的临床上，有几种多发的、常见的、疑难的、现在还没有有效的根治方法的疾病，都与情志异常密不可分，而且还有越来越密切的趋势。下面就简要地论述一下。

一、高血压病

高血压病是常见病、多发病，到目前为止真正的病因尚不完全清楚，还属终身病的范围。其发病和很多因素有密切的关系，其中情志变化的影响是不可忽视的。

几乎所有的西医书籍都谈及血压与精神因素之间的密切关系。至于发病机理方面，现在都在进一步的研究当中，还没有一个统一的认识，或者说还没有把情志异常和血压升高之间的奥秘解读出来。我个人的观点主要有两个方面：

第一，人在惊恐、愤怒、烦躁、过度喜悦时可以使心跳加快，每分心输出量增加，致使血压升高，其中收缩压升高较为明显。

第二，人在忧愁、悲伤、抑郁时可以使血管收缩，也可以使血压升高，其中舒张压升高较为明显。

情志异常之所以导致血压升高，肯定是情志变化的过程中影响了人体内的神经和体液对心脏以及血管的调节。

我们在日常生活中也能观察到，心情愉快的人的血压会基本平稳，即使以前血压增高了，若能保持长期良好的情志状态，血压也会有所回落，并趋于正常；当人愤怒、惊恐、紧张、烦躁时血压会急剧升高。郁闷、压抑、情绪低落、压力增大时，血压暂时虽不会变化太大，但长期处于这种状态，血压则会缓慢上升，最终形成高血压病，严重时则会危及生命。

调节情志对高血压病无论是发病，还是治疗，都至关重要。发病机理可能是情志异常时使一些相关的神经调节、体液调节发生紊乱而致。通过调节情志之后，情志异常得到纠正，相关的神经调节、体液调节也就趋于正常，血压就开始逐渐平稳，最终维持正常血压。

二、心脏病

心脏病的种类很多，可达几十种。其中除了器质性病变以外，其他各种心脏病均与情志异常有关，有些心脏病与情志变化之间的联系还很密切，如心律失常、冠心病引起的心绞痛和心肌梗死等。

情志异常是怎么引起心脏病的呢？主要是因为情志异常可引起自主神经兴奋异常而损伤心肌细胞或心脏血管，从而引起心脏的许多疾病：损伤窦房结之后便可发生窦性心律不齐；损伤心肌细胞之后便可发生心肌收缩舒张障碍，从而引起心脏射血功能减弱；损伤心脏血管之后便可发生心脏本身的供血不足，严重时还会出现心肌梗死甚至猝死。无论是过喜、过怒、过急、过忧、过悲、过惊、过恐都是如此。其中过怒、过惊、过喜尤为突出。所以患有心脏病的患者平时就应保持良好的心态和愉悦的心情。在日常生活中已发生无数例由于情志的异常变化而诱发心脏病而导致死亡的病例，不能不引起我们高度的重视。

三、糖尿病

糖尿病是以血糖升高为主要特征的一组临床综合征。虽然糖尿病的真正病因到目前为止还没有完全搞清楚，但情志异常会使神经系统、内分泌系统以及免疫系统发生紊乱，从而影响到胰腺以及体内相关脏器、组织的功能，而发生糖代谢紊乱，最终形成糖尿病。从这一点可以看出糖尿病的发病与情志变化是有着密切的联系的，不能仅仅归罪于肥胖。我们在日常生活中也可以观察到，得糖尿病的人中有很大一部分人是情志容易变化的。尤其不能忽视愤怒、忧郁、压力过大对糖尿病发病的促进作用。

糖尿病不可怕，可怕的是众多的并发症。糖尿病的并发症很多，可以涉及到人体的各个系统，甚至各个脏器。

1. **心脑血管疾病** 糖尿病在发展的过程中会导致血脂的代谢紊乱，使血脂不断升高。升高的血脂逐渐地黏附在血管壁上，使血管内径越来越细，通血量也随之减少。这种现象一旦发生在心脑血管内，便可发生心脑血管疾病。糖尿病患者发生心脑血管疾病的概率要比正常人发生心脑血管疾病的概率高出 4～5 倍。

2. **糖尿病肾病** 糖尿病所导致的血脂升高和糖尿病所导致的血糖升高均可使肾小动脉过早硬化、肾小球过滤功能异常，最终发生尿毒症。

3. **糖尿病性视网膜病变** 糖尿病超过 10 年，多数患者要发生视网膜病变，有的患者甚至不到 10 年就已经出现视力的变化。原因还是与糖尿病所引起的血脂增高和血糖增高有关。

4. **糖尿病足** 人一旦得了糖尿病之后，多种原因可以导致下肢的血管发生变化，血流不畅，最终使下肢血管、肌肉、皮肤发生溃烂，并出现感染，如果不能得到有效的治疗，最后只能截肢，以维持生命的延续。

糖尿病的并发症还有很多，如末梢神经病变、糖尿病性高血压、脂肪肝等等，这里就不一一地列举了。

　　无论是在糖尿病的发生过程中，还是在治疗过程中，如果情志发生明显异常，就会促使并发症的提前出现或加重。所以调节好情志对糖尿病的发生、发展和治疗关系极为密切。

四、胃肠疾病

　　随着医学科技的迅猛发展，胃镜已广泛地应用于临床，对胃内组织的观察更加一目了然。就是对情志变化的研究也起到了很多的作用。

　　有很多人做了同一个有趣的实验：用胃镜观察人在情绪变化时的胃黏膜反应：人在情绪良好时胃黏膜一直是红润的；当人愤怒时，胃黏膜表面变得充血发红，胃的蠕动加强，胃酸分泌增多；当人忧愁、悲痛时，胃黏膜变得苍白，胃蠕动减弱，胃酸分泌减少。这说明人在情绪良好时胃黏膜的血液供应是充足的，有益于胃黏膜正常分泌胃酸等功能的发挥；当人愤怒时胃黏膜的血液供应骤然增多，并发生瘀血现象；当人忧愁和悲伤时，胃黏膜的血液供应明显减少，这样势必影响到胃黏膜的功能。所以人长期情志异常也会得胃病，如胃炎、胃溃疡、胃癌等。人在暴怒后还可能发生胃出血。很多人都有这样的体会，就是当生气严重时会感到胃痛，当忧愁、悲伤、烦闷时就不想吃饭。这都是情志异常对胃造成了损伤而引起的。

五、精神分裂症

　　精神分裂症和情志异常关系极为密切，也可以说精神分裂症的最初病因就是情志异常。有的是由于惊吓，有的是由于暴怒，有的是由于长期忧愁，有的是由于过喜，有的是由于过度思念、盼望。这些不良刺激作用于人体就会产生心理乃至神经中枢的不良变化，最终形成精神分裂症。

六、神经衰弱

神经衰弱是患者自觉失眠、多梦、头痛、头晕、不耐思维等一系列综合征。

神经衰弱的病因是很复杂的，包括很多方面，其中由于学习压力大，或工作负担过重，或对某一事情思虑过多等占有很大比例。因为上述的因素就可导致患者不但思虑过多，而且在思虑的过程中常伴有着急、担忧的情志变化，日久天长就必然会发展为神经衰弱。

神经衰弱的治疗也是以调节情志为主要手段的，通过调节情志，绝大多数的患者可以逐渐摆脱神经衰弱的困惑。用调节情志的方法甚至比用药物的疗法还有效，治疗也彻底，不易反复。

七、肿瘤

肿瘤是人体细胞异常增生所致。它的特点是发病潜伏，发展迅速，难以治疗，死亡率极高。以至使人们达到谈"瘤"色变的程度。甚至把得"瘤"当成死亡的代名词。

肿瘤这么可怕，它的发病病因是什么呢？真正的病因到目前也还没有完全搞清楚，都是在探索和研究之中。但一些资料显示，肿瘤和一些食物、药物以及精神状态有着非常密切的关系，尤其是精神因素在肿瘤的发生发展中起到了非常重要的作用。这也是医院的医生为什么不能告知肿瘤患者真正病情的重要依据。

肿瘤的发生发展和哪些情志有关系呢？主要和悲、忧、恐、急、怒关系密切。因为忧、恐、悲、急、怒长期作用于人体器官组织，可以降低人体的免疫功能，使人体对肿瘤细胞的异常增生失去抵抗能力，此时肿瘤细胞增生速度就会加快。临床研究发现，肿瘤患者在发现肿瘤之前多数都有长期紧张、压抑、担心、忧虑、郁怒的生活和工作过程。等发现有肿瘤之后，能够正确面对，且能愉快生活的患者生存时间都比较长；不能乐观对待疾病，每天都恐惧死亡的患者，生存时间就明显缩短。有些患者不知道自己的病情，生存时间也可延长。这些事例都充分说明肿瘤患者调节情志是治疗中非常重要的环节。

上面仅仅列举了几种极为常见的疾病。其实和情志有关的疾病数不胜数，包括内科、妇科、外科、五官科，甚至连皮肤科的疾病都与情志异常有联系。由于篇幅有限，这里就不再论述了。

西医对情志异常的治疗，主要以治疗原发病为主。因为在西医西药中对于情志异常的治疗没有什么好的方法和特效药，也只局限于抑郁的患者选用抗抑郁药，烦躁不宁的患者选用镇静药等等，并结合心理咨询甚至心理治疗。

经生理学研究证明，人的情志受大脑神经中枢的支配，其中下丘脑和杏仁核对情志的支配作用尤为突出。

如果由于某些原因损伤了下丘脑和杏仁核，人的情志就会发生明显的变化。

科学家们除了用胃镜观察人在情志变化时胃黏膜的变化以外，还做了其他的一些实验。

实验1

让一个死刑犯躺在床上，并告诉他将被执行放血式死刑。然后用木片在他的手腕上划一下，接着马上把预先准备好的水龙头打开，使水龙头向床下的容器滴水。伴随着由快到慢的滴水节奏，很快那个死刑犯便昏了过去。其实做这个实验时并未损伤死刑犯的血管，这就是恐惧的心理促使他昏迷。

实验2

一些科学研究者曾对多名刚刚丧偶的人进行调查，发现由于他们过度悲伤，他们体内的淋巴细胞的活性明显降低。

实验3

美国某大学的研究人员对参加一个非常重要考试的学生进行了调查化验，发现他们在考试前紧张复习阶段，学生的唾液中所含的抗体数量有所减少；考试当天减少更为明显。

实验4

研究人员将在一起生活了很长时间的小老鼠中的几只都拿走，只留下一只，而剩下的那只小老鼠没有活多长时间就死掉了。原因就是因为孤独、恐惧和焦躁。

关于情志异常与人体健康的研究现在仍在继续，而且会研究得更加深入。

　　总之，西医中的多数疾病都和情志有着千丝万缕的联系，调节好情志不但对疾病的治疗起着重要的作用，对未病先防更起到了关键性的作用。

撰写动机

前后经历几年的时间，到今天终于把《中医怡悦情志论》的初稿完成了。仔细回想一下，前后历时 10 多年，而真正有撰写构想的准确时间却可追溯到我们在黑龙江中医药大学学习的时候。

之所以对《黄帝内经》中的某些中医理论产生了诸多不同的看法，最初的起因大都是源于自己的平时体会和对周围人群的观察。

1988 年秋末冬初，我们入黑龙江中医药大学系统学习中医，同时参加中医自学考试。在学习《中医基础理论·藏象》的时候，就学到了"心在志为喜，肝在志为怒，脾在志为思，肺在志为悲与忧，肾在志为恐与惊"的理论。那时我刚刚接触中医理论，对中医理论的某些内容还不是很理解，即使理解也还是很肤浅的。当时只觉得"脾在志为思"有点不妥，也想写一些东西阐述一下自己的观点，但并未找到不妥的理由，所以也就没有动笔。1991 年毕业以后，在中医临床实践中，对中医理论有了进一步的认识，也对"脾在志为思"有了进一步的研究。同时还发现"忧"的归属问题有待于探讨。所以我们带着这些疑问开始了有的放矢的专门研究。由于我们的不懈努力，很快便对"思"和"忧"的内涵及归属问题有了新的发现。随着研究的不断深入，又发现"喜则气缓""怒则气上"也值得商榷。现在说得很容易，其实在当时是费了不少心神的，经历了一个漫长的过程的。

对于"思"是否属于七情的认识过程是这样的

起初就感觉无论学习什么知识都需要思考，不思考怎么学呀？我们在学习中医的时候也经常思考一些问题，久而久之就发现，在学习、记忆和思考问题时也没有引起什么情绪上的变化。由此便引起我们对"思"属于"七情"产生了不同的看法。但由于当时的水平有限，思路很狭窄，也就没有深入地研究下去。

后来到了工作岗位，一面给患者看病，一面利用业余的时间开始研究。在研究的过程中进行了各个角度的探讨，除了"思"的本意"思考"外，自然而然地就想到了"思念、怀念、想念"，因为古代医家只有把"思"解释为"思念、怀念、想念"，才有可能把"思"与反映情绪、情感的"情志"联系起来。但从理论上讲"思念、怀念、想念"应该是"思"的引申义，不是"思"的原意。因此我们想求助于《词典》来证明我们的想法的正确性。但事与愿违，我们所查的《简明古汉语词典》的解释里就有"思念、怀念"，没提到是引申义。这使我们很是失望。失望是失望，但并没有干扰我们对"思"的不同看法，也没有打消我们深入探讨"思"的原意的积极性。后来我们又查到商务印书馆在1979年9月份出版的《古汉语常用字字典》，这本《古汉语常用字字典》里明确地标明了"想念、怀念"是"思"的引申义。这使我们喜出望外，得到这个结论后更增强了我们的信心，我们坚信我们对"思"的不同看法是正确的。

对"急"的补入的灵感源于自己的平时感受

我本人的性格是外表看起来缓慢，其实内心是急脾气，经常因为一些事情而着急。在日常生活中我们经常会遇到一些着急的事：学习记不住着急，工作完不成任务着急，人家有房子自己没有着急，研究课题进展缓慢着急，上班坐车塞车着急，等人不来着急，连睡不好觉都会着急等等。有时一天之内就能急上 10 次、20 次的。而每天的愤怒、悲伤、担忧、惊恐，甚至连高兴、喜悦也不一定能达到这么多次。所以我们就有了应把"急"归入七情的想法。

对"忧"归脾的灵感是产生于自己的学习感受

我们在黑龙江中医药大学全日制学习的时候，同时参加了全国自学考试。了解自学考试的人都知道，自学考试是单科结业，考试范围广，没有重点，面面俱到，而且难度也非常大，每次考试都相当于一个小高考。所以平时学习就非常累。参加几次考试之后我们逐渐发现，考试前学习时间长，学习特别累，但食欲却有所增强，饭量也逐渐增大。相反，考完试轻松几天之后，便开始紧张，尤其是要公布成绩的前几天，开始心里忐忑不安，食欲明显下降，吃再好吃的美食也不觉得香，觉也睡不好。这种吃饭不香、睡眠不好的原因主要是担忧考试不能过关，是"忧"的具体表现。按《黄帝内经》中的中医理论"思则伤脾""忧则伤肺"来分析，学习紧张劳累时应该伤脾，脾受到伤害之后应该不思饮食，甚至恶心、呕吐，不应该越学习累吃饭越多；担忧考试不过关时应该伤肺，而不应该吃不好饭，睡不好觉。由此我们便产生了"忧则伤脾"的念头。

对"喜则气活"的认识来自自己大笑

人都会笑，人也都要笑。每每遇到可笑的事情时，人就要笑。我们是中医医生，学过诊脉。有时笑过之后就不由自主地摸摸脉，结果发现，自己在笑过之后脉搏速度加快了，又试了几次都出现了数脉。此时突然想起中医理论是"喜则气缓"，按"喜则气缓"的理论，人笑完之后脉搏跳动应该是减慢的。因为血液的流动是靠气来推动的，人在高兴时无论是气机缓慢还是气机缓和，都会使气机运行减慢，气机运行慢，它所推动的血液流动亦慢。这显然与笑过之后脉搏跳动加快背道而驰。所以我们突然悟出了喜悦时气机运行不是减慢了，而是加速了，即"喜则气活"。

对"怒则气疾"的认识是在观察了许多出血性疾病的病人之后得出的

在医院里见到脑出血的患者是非常容易的，因为这类患者特别的多。脑出血在中医属于中风的范畴，多由暴怒之后引发肝阳上亢而导致。这不但可以这么解释，也使很多人认为人一生气，气血就迅速地往上行，冲破了脑内的经脉而导致此病，故形成了"怒则气上"的理论。但在临床上还有很多出血性疾病也多由生气而引起，如胃出血、子宫出血、泌尿系出血，甚至皮肤紫斑等。这些出血性疾病不能简简单单地用下肢的血向上逆行致使中下焦出血来解释。究其原因是由于人在暴怒的时候气机运行过快，推动血液流动的速度也超出身体所能承受的范围，遂出现迫血妄行，使身体任何部位均可发生出血。这就产生了"怒则气疾"的想法。

对于情志异常的治疗的动机来源于平时对患者的观察

在临床工作中经常会遇到患者已经基本治愈，却因为生气了、惊恐了、着急了、忧愁了而使疾病突然加重。同时还能观察到很多患者之所以得病，也是因为生气了、着急了、惊恐了、忧愁了之后才发生的。这些理论在中、西医学教材里的"发病病因"中有所论述，只是散在各个疾病中，没有得到系统的归纳和总结。

由于情志异常能引发疾病不但在医院中极为常见，在日常生活中更是常见。那些住院的患者多是由于在平时因某种因素而发生情志变化，又因为发生了情志变化而损伤身体才得病，又因为得病之后又发生了情志变化而使病情加重而住院，个别患者还会因在住院期间发生情志变化而导致死亡。可见情志的异常变化在疾病的发生、发展过程中是多么的重要，多么的不可忽视。

在疾病治疗过程中，调节情志也极为重要。人由于各种原因得病后，在用药的过程中如能调节好情志，不生气、不着急、不忧愁、不惊恐，这样疾病好得就要快一些。有些疾病没有用药，只保持心情愉快也有痊愈的病例。尤其是患恶性肿瘤的患者，调整好心情、心态尤为重要，因为恶性肿瘤历来都是"死亡"的代名词，人一旦得了恶性肿瘤就等于面临死亡，谁能不恐惧呢？恶性肿瘤的患者只要一恐惧，就会急速降低自身的免疫功能，肿瘤细胞就会趁机迅速发展，很快使人迈入死亡的行列。而那些不知道自己得了恶性肿瘤的患者的生存时间的确要比已经知道自己得了癌症的患者的寿命长一些。这就是情志异常对人们身体健康的显著影响。"三分治七分养"主要就是指养心情、养心态、养情志。

因此我们觉得无论是在日常生活中还是在治疗疾病的过程中，都应重视情志的调节，也理应全面地、系统地论述总结一下，以利我们健康地长寿。

有了上面所谈的想法和动机，就促使我们写一本书来阐述我们的个人观点。通过长时间的观察、研究、准备之后便开始动笔。真正的动笔时间是在 2005 年 9 月份，至 2010 年 12 月 10 日初稿完成。之后便是反复修改，具体改了多少遍我们也记不清了，至少在 10 遍以上，有的章节变动很大。于 2011 年 3 月 1 日才算定稿。

从 1988 年在黑龙江中医药大学学习中医并有撰写想法开始，到 2011 年 3 月 1 日定稿为止，已经过去了 22 年。为什么会用了这么多年呢？知识匮乏、水平有限就不用说了。另一个主要原因则是有一个顾虑，那就是从《黄帝内经》问世到现在已有两千多年的时间，在这两千多年间曾涌现出许许多多的医学家，尤其是医圣张仲景、药王孙思邈、医药学家李时珍等超一流的医药学大家，他们都没有对祖国医学奠基之作《黄帝内经》提出任何疑义，我们一个小小的、小得不能再小的小医师，还敢对《黄帝内经》提出不同的看法？真是胆大包天、不自量力！就是因为有了这个顾虑，才迟迟没有下决心动笔。后来终于下了动笔的决心才开始写作，但也一直为这种想法所困扰，进展很慢，直到今日才完成，就算是发表一点我们个人的不太成熟的观点吧。不足之处请多指教。

在有个人想法的过程中和撰写的过程中，也多亏了我多年对文学的爱好。在我上初中一年级的时候，不幸得了胸膜炎，在使用了大量的抗生素和抗结核药物之后，我的记忆力、注意力开始下降，尤其记忆力下降非常明显。那时我所在的中学刚刚开了英语课。由于缺少英语教师，教我们英语的老师只能利用寒暑假到县里集训，学到开学再来教我们。面对陌生的语言，怎么记也记不住，听课也听不出兴趣，所以英语就再也没有学会。其实我并不反对学习外语，我也特别喜欢外语，更羡慕会说流利外语的人。而这时外语没学会，我却恰恰喜欢上了文学，这可能是因为文学写作需要记忆的少，而需要发挥的地方多。因此我正好利用英语课的时间偷偷地学写一些文学作品，其他科也因偏爱文学而成绩平平。初中三年、高中三年都是这么过来的，结果失去了高考的机会。但我后来对这个结果并不后悔，由于我爱好文学，不但增强了我的写作能力，同时还增强了我的观察能力，更增强了我的理解能力。这些能力的增强，对于我学习中医、理解中医，甚至之后从事中医都有极大的帮助，加快了我对非常抽象的中医理论的理解，这才使我具备了撰写这本书的先决条件。

祖国医学博大精深，是中华民族的伟大宝库。两千多年来在人与疾病做斗争的过程中发挥了重要的作用，也为中华民族的繁衍做出了巨大贡献。所以我们每一位中华民族的子子孙孙有责任有义务将祖国医学发扬光大。

主要参考文献

中医基础理论．任会河主编．（上海科学技术出版社 1984）

中医诊断学．邓铁涛主编．（上海科学技术出版社 1984）

中药学．凌一揆主编．（上海科学技术出版社 1984）

方剂学．许济群主编．（上海科学技术出版社 1985）

中医内科学．张伯臾主编．（上海科学技术出版社 1985）

中医妇科学．罗元恺主编．（上海科学技术出版社 1986）

中医外科学．顾伯康主编．（上海科学技术出版社 1986）

临床针灸学．徐笨人葛书翰．（辽宁科学技术出版社 1986）

袖珍中医四部经典．（天津科学技术出版社 1986）

药王全书．唐·孙思邈撰．（华夏出版社 1996）

心理咨询师．（国家职业资格培训教程）．（民族出版社 2005）

实用中医内科学．黄文东总审．（上海科学技术出版社 1985）

实用中医外科学．顾伯华主编．（上海科学技术出版社 1985）